Michael Leisten

Homöopathie Tage- und Begleitbuch

HomöoAnamnestikum

Sicher sein statt vermuten

2. Auflage
2010 by Laub-Verlag, Prichsenstadt/Laub

ISBN 978-3–00-004578-3
Layout und Gestaltung: Werkstatt der Ideen, Prichsenstadt
www.werkstatt-der-ideen.de

Druck: Druck+Papier Meyer, Scheinfeld

INHALT

Vorwort ... einmal anders!

Die Hürden im Alltag einer klassisch – homöopathischen Praxis und deren Überwindung mit dem Tage- und Begleitbuch!

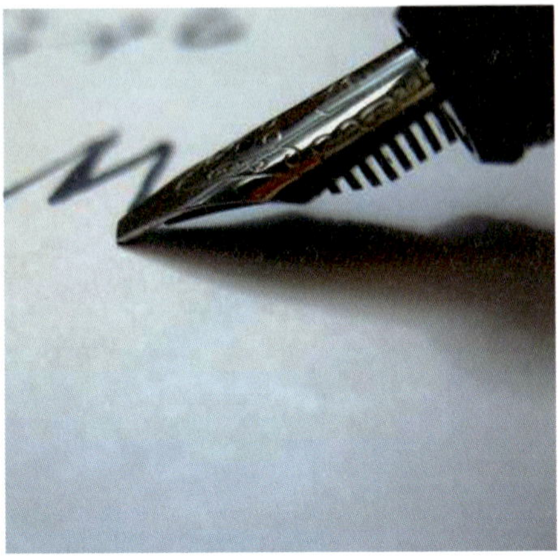

Ein Wort an Sie als angehender Patient:

In der Praxis eines Klassischen Homöopathen klingelt das Telefon - eine Frau möchte einen Termin für eine homöopathische Behandlung. Der Hinweis des Homöopathen auf die lange Wartezeit von mehreren Wochen verwundert sie.

Diese sind jedoch bei einem klassisch arbeitenden Homöopathen keine Seltenheit. Zum Teil auch deshalb, weil eine homöopathische Erstanamnese sehr zeitaufwendig ist. Dieser Aufwand liegt darin begründet, dass es in der Klassischen Homöopathie keine Standardmittel und keine Verordnung nur allein aufgrund der klinischen Indikation gibt.

Es geht in dem Patientengespräch darum, die individuelle Ausprägung der Krankheit festzustellen und genau dafür passend das richtige Mittel herauszufinden. Diese, in der Homöopathie notwendige Vorgehensweise kann dazu führen, dass zwei Patienten mit derselben Krankheit unterschiedliche Homöopathika verordnet bekommen. Wiederum können Patienten mit unterschiedlicher Krankheit, aber ähnlicher Art und Weise der Ausformung der Beschwerden dasselbe Mittel bekommen.

Dies fordert von dem Therapeuten ein sehr individuelles und intensives Auseinandersetzen mit jedem Patienten.

Außerdem überrascht sie, dass sie bis zu ihrem Termin als eine Art „Hausaufgabe" folgendes zusammentragen solle:

Alle Krankheiten und Erscheinungen, die sie, ihre Eltern, sowie deren Großeltern usw. je gehabt haben.

Nach der Begrüßung und den Formalitäten beginnt der Homöopath die Befragung (Anamnese) bezüglich der Beschwerden. Doch schon nach kurzer Zeit muss die Patientin immer wieder auf die Fragen antworten: „Das weiß ich nicht."

Mit viel Geduld, Fingerspitzengefühl, Frage- und Anamnesetechnik, sowie Erfahrung, versucht der Homöopath möglichst viele Puzzleteile in diesem Krankheitsbild herauszufinden und zu sammeln, um das Bild (Idee des Falles) zu verstehen und das jeweils richtige Mittel zu finden. Er legt der Patientin nahe, nachdem sie nun merkt, auf was ein Homöopath alles Wert legen muss und wie ausführlich er die Erscheinungen benötigt, dass sie doch noch einmal in ihrer Familie nachfragt oder zumindest ihre aktuellen Beschwerden differenziert wahrnimmt.

Diese Vorgänge und auch viele andere, denen man täglich als Klassischer Homöopath im Praxisalltag begegnet liegt zugrunde, dass die Patienten nicht wissen, worauf es bei einer klassisch-homöopathischen Kur ankommt.

Woher auch? Niemand informiert und schult die Patienten dahingehend, dass sie homöopathisch verwendbare Krankheits- und Symptombeobachtungen bei sich vornehmen und mitbringen. Es benötigt und berücksichtigt eben kein anderes Therapiesystem so viele Informationen bezüglich der Krankheit, Beschwerden und Befindlichkeit wie die Klassische Homöopathie.

Der Homöopath hat nun das Mittel ausgewählt, die Patientin hat es eingenommen und nach einigen Wochen findet der Zweittermin statt.

Auch hier gibt es wieder einige Formulierungen, die des Öfteren in der Praxis zu hören sind. Auf die Frage des Homöopathen, ob sich etwas verändert habe, sagt die Patientin: „Eigentlich nicht so sehr."

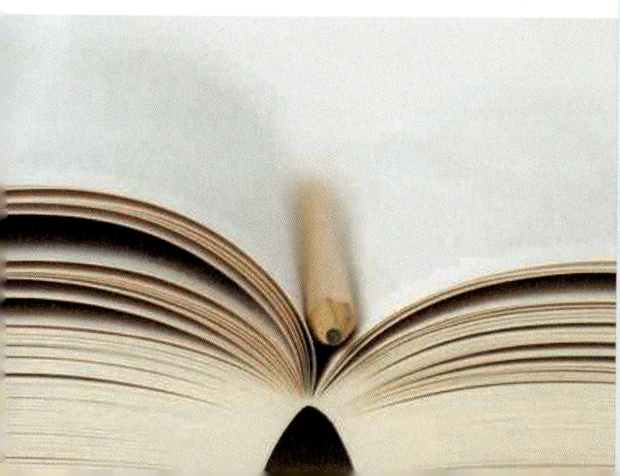

Aber bei intensiven und differenzierten Nachfragen erhält der Therapeut Aussagen wie:
„Jetzt, wo sie direkt danach fragen, da war mal kurz nach dem Beginn der Einnahme ein Durchfall.

Es stellt sich mitunter, wenn es das richtige Mittel war, heraus, dass die ursprünglichen Beschwerden zwar noch da sind, aber bei genauerem Hinsehen eben nicht mehr in derselben Intensität bestehen.

Die Patientin war von ihren bisherigen Medikamenten gewohnt, dass wenn sie diese einnahm, alle Beschwerden beseitigt waren. Sie kamen aber nach Absetzen derselbigen wieder. Das passende Homöopathika hingegen leitet einen Prozess ein. Das heißt es wird langsam, aber auf Dauer besser.
Klassische Homöopathie macht bei chronischen Beschwerden nicht schnell beschwerdefrei, aber langsam gesund, mit daraus resultierender Beschwerdefreiheit.

Diese lückenhafte Beobachtung und Dokumentation des Kurverlaufs ist nur zu leicht in unserer stressigen Zeit verständlich, da oft wenig Zeit für einen selbst bleibt. Zudem kommt es in keinem anderen Therapiesystem, wie schon erwähnt, so sehr auf die Wahrnehmung, Beobachtung und Schilderung seitens des Patienten an. Erschwerend kommt hinzu, wenn Mittel passen, sind Abstände von bis zu einem halben Jahr und mehr bis zum nächsten Termin keine Seltenheit.

Da die richtige Interpretation des Heilungsprozesses und daraus folgend, die nächste Mittelverordnung von der Beobachtung und Schilderung des Patienten abhängt, kann man sich vorstellen, dass im ungünstigsten Fall durch all diese Vorgänge nicht richtig weiter verordnet wird und Heilung nicht so bald eintritt, wie es möglich gewesen wäre.

Diese Erscheinungen und Defizite im Homöopathie-Alltag haben zur Konzeption des Homöopathie Tage- und Begleitbuchs geführt. Mit ihm kann all dem wirkungsvoll vorgebeugt und begegnet werden.

Es ist ein Buch, das aus der täglichen Praxis heraus geschrieben wurde und sich dort bestens bewährt.

Das „Homöopathie Tage- und Begleitbuch" ist eine Dokumentationsanleitung und -hilfe für jeden der einmal beabsichtigt, eine klassisch-homöopathische Therapie zu beginnen.

Der Tagebuchteil des Buches kann zusammen mit dem Anamnesegespräch bei einem Homöopathen die Grundlage für die Therapie nach den Regeln der Klassischen Homöopathie sein.

Das Besondere dieses homöopathischen Tagebuches ist, dass neben ausreichendem Platz zum Sammeln und Eintragen, am Ende jeder Rubrik eine Auflistung homöopathisch relevanter Symptome, Krankheiten und Erscheinungen steht. Anhand derer kann der Patient kontrollieren, vergleichen und feststellen, ob er beim Eintragen etwas vergessen hat und worauf ein Homöopath für die Mittelfindung Wert legt.

Zudem wird er angeleitet, sich und seine Beschwerden auf eine bestimmte Art und Weise („Vollständiges Symptom") zu beobachten und einzutragen, was hilft das Simile (passende Mittel) leichter zu finden, ohne dadurch hypochondrisch in sich hinein zu hören.

Es wird auch jeweils erklärt, warum diese Sammlung an Informationen für die

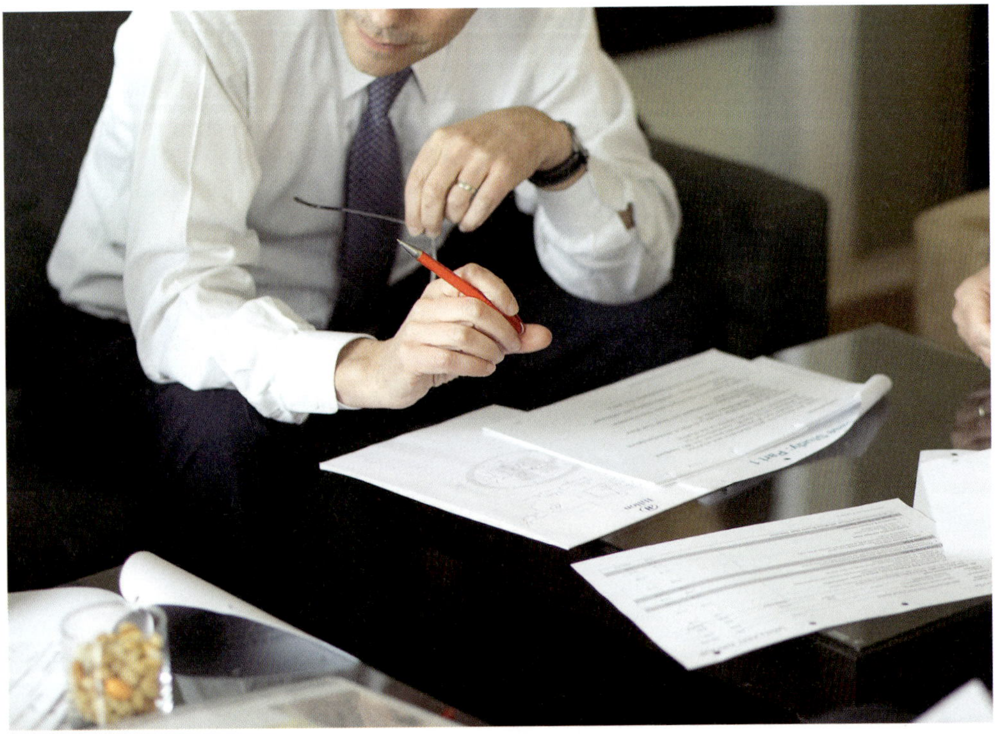

homöopathische Kur so wichtig ist - sprich welche therapeutische Konsequenz dahinter steckt.

Informationen, die erst später oder im Nachhinein auftreten, können jederzeit nachgetragen werden und so entsteht nach und nach ein relativ vollkommenes Bild. Daher erleichtert ein Führen des Tagebuchteils das Herausfinden der passenden homöopathischen Arznei.

Wird es dann in richtiger Potenz und Dosierung verordnet, kann Heilung eintreten.

Da diese Symptome- und Beschwerdesammlung, die in der Klassischen Homöopathie den Schlüssel zu den homöopathischen Mitteln darstellt, beim Patienten verbleibt, ist dieser immer für eine homöopathische Therapie gerüstet, selbst wenn er den Homöopathen wechseln möchte oder muss.

Im zweiten, dem Begleitbuch-Teil wird anhand der Unterteilung
Datum / Erscheinungen / Mittel
und dem reichlichen Platz für Eintragungen eine sorgfältige Dokumentation des Therapieverlaufs über einen längeren Zeitraum ermöglicht.

Durch diese Begleitweise besteht eine bessere Möglichkeit zur Interpretation des angestrebten Gesundungsprozesses durch den Homöopathen. Dies führt letztlich ebenfalls zu einer Erhöhung der Wahrscheinlichkeit, das jeweils richtige Mittel zu finden.

Abgeschlossen wird das Buch mit Hinweisen zu folgenden Punkten:

- Wann ist man bei einem richtigen Klassischen Homöopathen?
- Wo erhält man Adressen klassisch-homöopathisch arbeitender Therapeuten?
- Welche weiterführenden Bücher über Klassische Homöopathie sind empfehlenswert?

Um wirklich zu gewährleisten, dass alles was die Person betrifft mit diesem Buch gesammelt werden kann, ist es so eingebunden, dass im hinteren Umschlag eine Einlegetasche vorhanden ist, in die z. B. das Kinder-Untersuchungsheft, der Mutterpass, der Impfpass und weitere Untersuchungs- und Behandlungsunterlagen eingelegt werden können.

Zum Schluss soll noch auf einen sehr wichtigen Vorteil des Buches hingewiesen werden:

Das von den Eltern in der Kindheit geführte Homöopathie Tage- und Begleitbuch stellt auch eine Investition für die Zukunft dar.

Wenn nämlich diese Kinder später im Erwachsenenalter je unter einer chronischen oder schlimmen Beschwerde leiden sollten und sie dann Hilfe bei der Klassischen Homöopathie suchen, so könnten sich sowohl sie als auch der Homöopath freuen.

Mit den durch das Buch zur Verfügung stehenden Informationen aus Kindheit und Jugend, wäre der Homöopath nämlich nicht nur auf die aktuelle Beschwerde und deren individuelle Ausprägung angewiesen, sondern könnte diese mit den ausführlich zusammengetragenen Erscheinungen des bisherigen Lebens des Patienten vernetzen und verbinden.

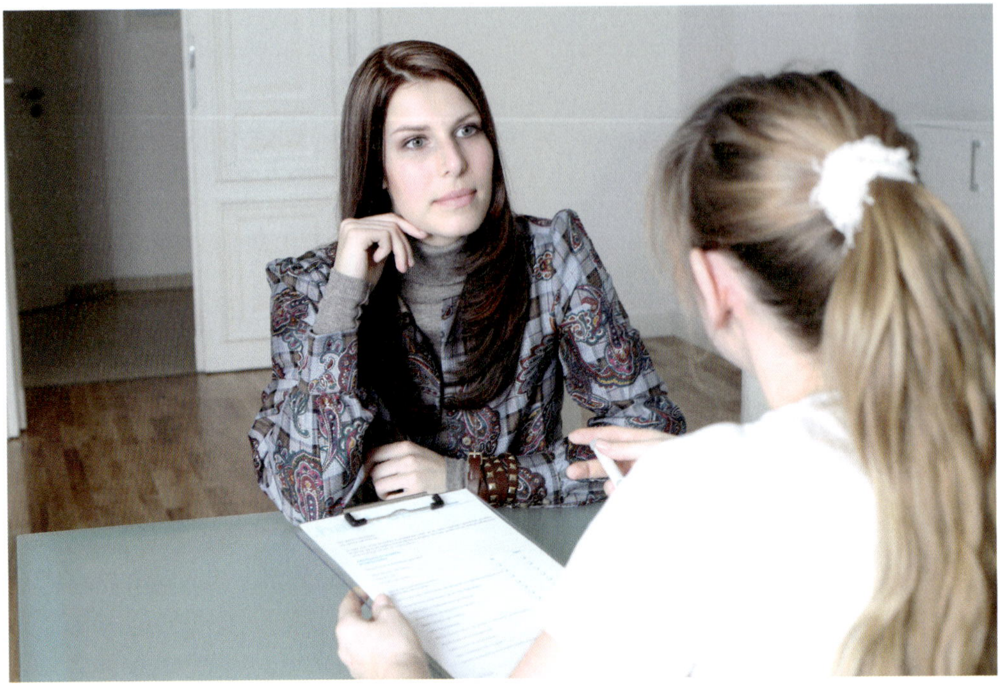

Wie füllt man dieses Buch aus?

Vom Umgang mit dem Tage- und Begleitbuch.

Es empfiehlt sich beim Ausfüllen des Tagebuchteils erst einmal in einem ruhigen Moment alle Rubriken durchzugehen und nach eigenem Wissen und Gewissen auszufüllen. Danach sollte aber, sofern die Eltern noch leben, das Ganze mit deren Kenntnissen ergänzt werden. Es ist nicht sinnvoll, alles auf einmal auszufüllen und das Buch dann wegzulegen. Vielmehr geht es darum, erst einmal selbst einen Grundstock an Krankheitsinformationen zu legen, der dann aber jederzeit, wenn etwas neues über Krankheiten in der Familie und der Verwandschaft oder eigene Veränderungen auftritt, ergänzt werden sollte.

Auch im Begleitbuchteil ist es sinnvoll, ab und zu Familienmitglieder hinsichtlich ihrer Beobachtungen bezüglich der Beschwerden, deren Entwicklung und des gesamten Therapieverlaufs zu befragen. Manchmal können Angehörige bestimmte Erscheinungen und Verhaltensweisen besser beurteilen als der Betreffende selbst.

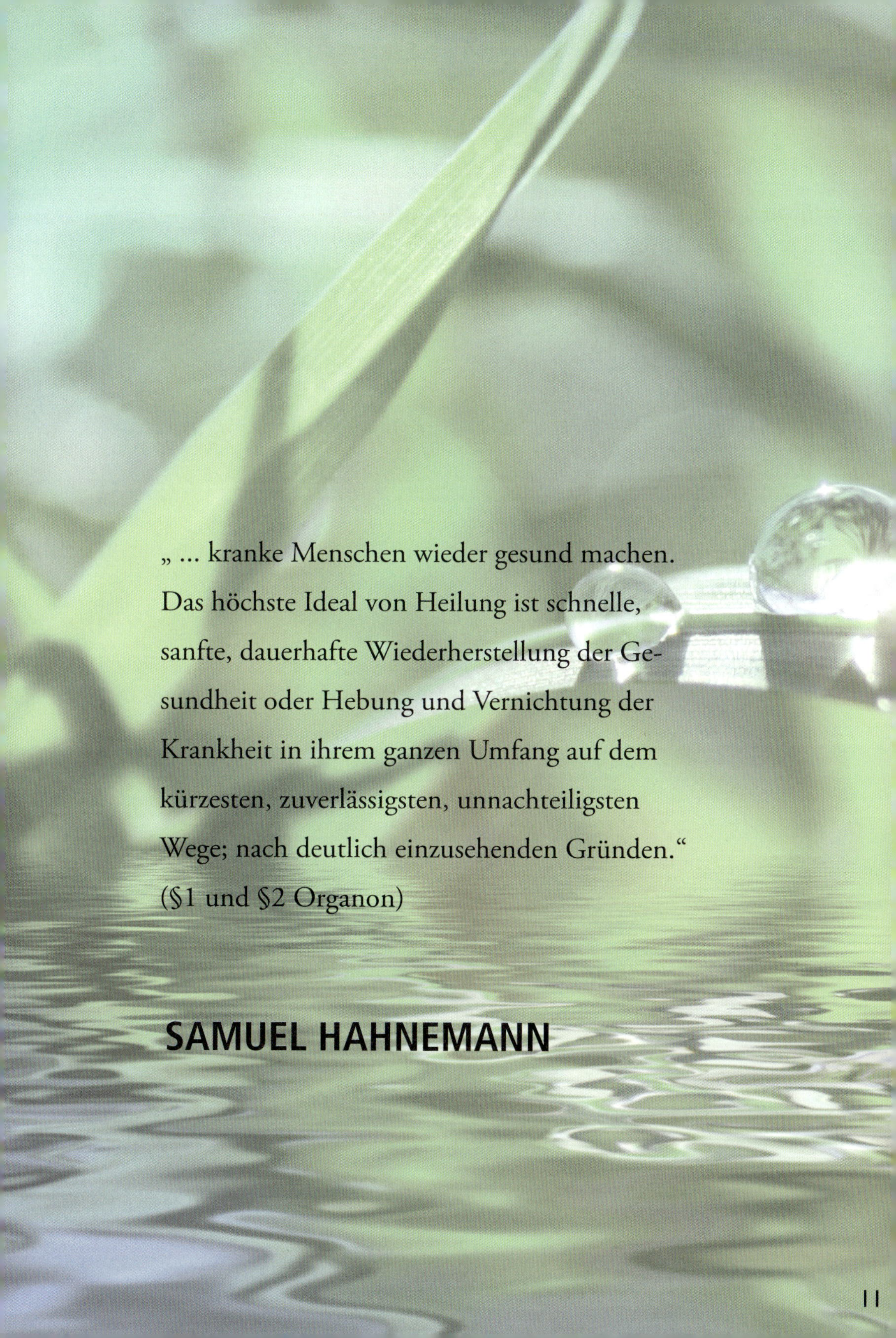

„ ... kranke Menschen wieder gesund machen. Das höchste Ideal von Heilung ist schnelle, sanfte, dauerhafte Wiederherstellung der Gesundheit oder Hebung und Vernichtung der Krankheit in ihrem ganzen Umfang auf dem kürzesten, zuverlässigsten, unnachteiligsten Wege; nach deutlich einzusehenden Gründen.“ (§1 und §2 Organon)

SAMUEL HAHNEMANN

1.KAPITEL

Homöopathie Tagebuch

Eine Dokumentationsanleitung und -hilfe.

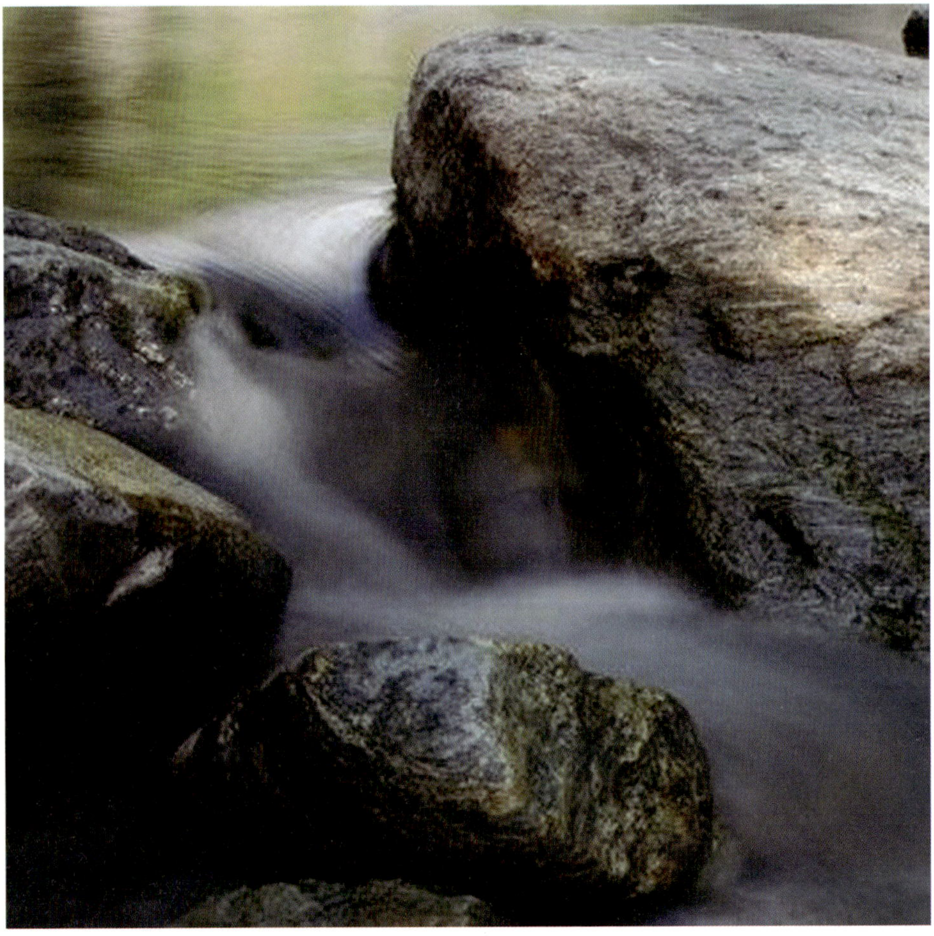

BEISPIEL

Wenn ein Puzzle aus 1000 Teilen besteht und man hat davon 700 zur Interpretation des Bildes zur Verfügung, dann ist die Wahrscheinlichkeit der richtigen Bestimmung höher, als wenn man nur 350 Teile davon hat - dann ist der spekulative Anteil höher.

Dieser Tagebuchteil, zusammen mit dem Anamnesegespräch bei einem Homöopathen, ist die Grundlage für ihre Therapie nach den Regeln der

KLASSISCHEN HOMÖOPATHIE.

Daher wird eine regelmäßige und sorgfältige Bearbeitung das Herausfinden der passenden homöopathischen Arznei(=Simile) erleichtern.

Grundsätzlich haben alle Erscheinungen und Auffälligkeiten einen Sinn und es ist besser, lieber etwas ausführlicher zu beobachten und aufzuschreiben als zu wenig und zu selten. Man sollte keine Vorauswahl treffen und nichts verschweigen, denn Homöopathie ist ganz anders als aliopathische Systeme, z.B. Schulmedizin oder Psychotherapie, bezüglich der Wertung und Beurteilung von Symptomen und Krankheiten. Man kann außerdem nicht wissen, was zur Mittelfindung wichtig und unwichtig ist. Es ist Aufgabe des Homöopathen die Angaben zu sichten und zu werten. Es geht dabei in erster Linie nicht darum, möglichst viele Informationen zu bekommen, sondern Sinn ist es, den Fall in seiner Individualität zu verstehen, die Ursache der Krankheit zu erfassen, sowie das passende Mittel herauszufinden.

Je vielfältiger die zur Verfügung stehenden Hinweise, desto größer ist die Wahrscheinlichkeit dies leisten zu können.

Die Angaben sind so genau wie möglich - auch mit Zeitangaben (seit wann habe ich diese Beschwerde?) - zu erstellen.

Ungefähre Angaben sind besser als gar keine, da es gilt, einen zeitlichen „Roten Faden“ durch das Leben bezüglich der Krankheiten und Krankheitsentstehung zu ziehen.
Dadurch kann der Homöopath den Fall in seiner Entstehung, Einmaligkeit und Besonderheit verstehen und die zugrundeliegende Miasmatik herausfinden. Der Therapieverlauf kann von ihm ebenfalls besser kontrolliert werden.

KLASSISCHE HOMÖOPATHIE

1. FAMILIENKRANKHEITSGESCHICHTE (= PRIMÄRMIASMATIK)

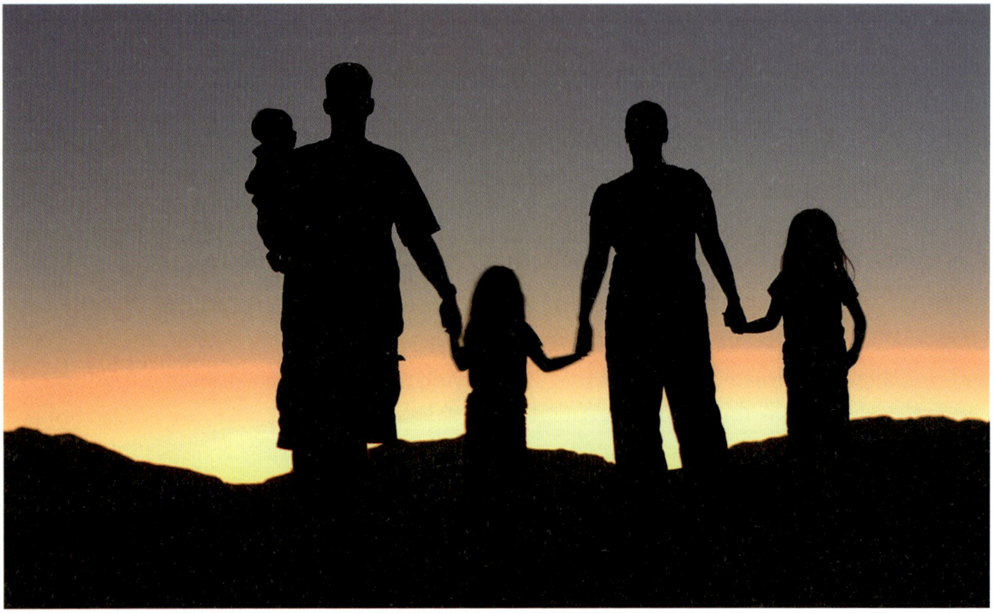

Bereits bei der Zeugung durch die Eltern wurde Geschlecht, Größe, Aussehen, Charakter usw. festgelegt. Aber eben nicht nur das, es wurden auch die genetischen Schwachpunkte mitgegeben, d.h. eine angeborene Festlegung der Krankheitsbereitschaft (Diathese). Wenn der Mensch krank wird, entwickelt sich die Krankheit entsprechend seiner Schwachpunkte. Jemand bekommt deshalb Magengeschwüre, ein anderer Rheuma oder Schuppenflechte.

Die Grundlage hierfür ist in der genetischen Belastung der Familie zu finden, die in der Homöopathie **Miasma** genannt wird.

Im Alltag einer Praxis kann man es immer wieder an Äußerungen, wie den folgenden festmachen:

„Ja, bei uns hat es jede mit der Schilddrüse" *oder: „Ja, meine Mutter hat auch so starke Krampfadern, dies ist bei uns angeboren."* *oder: „Meine Oma und mein Onkel haben auch schon Krebs gehabt."*

Schon seit den ersten Tagen Hahnemanns berücksichtigt die Klassische Homöopathie bei der Entstehung und Behandlung von chronischen Krankheiten diese Grundprägung durch die Vererbung.

Therapiesysteme, die das in ihre Überlegungen nicht mit einbeziehen, können letztlich keine Heilungserfolge erzielen, sondern lediglich Phasen von Beschwerdefreiheit.

Es ist eben sehr wohl von Bedeutung, wenn alle in der Verwandtschaft und Familie an Krebs oder anderen schlimmen Krankheiten litten und leiden.

Dem Klassischen Homöopathen gibt dieser Stammbaum der Krankheiten in der Familie Auskunft darüber, ob und welche angeborene Belastung bei dem Betreffenden vorhanden ist. Sie werden in der Klassischen Homöopathie grundsätzlich in Psora, Sykose oder Syphilinie unterschieden.

Es kann hier nicht auf die Miasmenlehre der Klassischen Homöopathie eingegangen werden. Eventuell kann man den Homöopathen dazu befragen. Auf jeden Fall wird mit diesen Informationen eine erste Vorauswahl der Mittel getroffen, z.B. muß es aus dem antisyphilitischen Bereich kommen oder ein antituberkulinisches Mittel, das mit der jeweiligen Symptomatik benötigt wird.

Man sollte deshalb den Stammbaum der Familienkrankheiten möglichst sorgfältig ausfüllen.

Wenn die vorhandenen Linien nicht ausreichen oder über die vorgesehenen Familiengrade hinaus noch weitere Krankheiten oder Zeichen in der Verwandtschaft bekannt sind, so kann man diese jederzeit selbstständig daneben oder darüber eintragen.

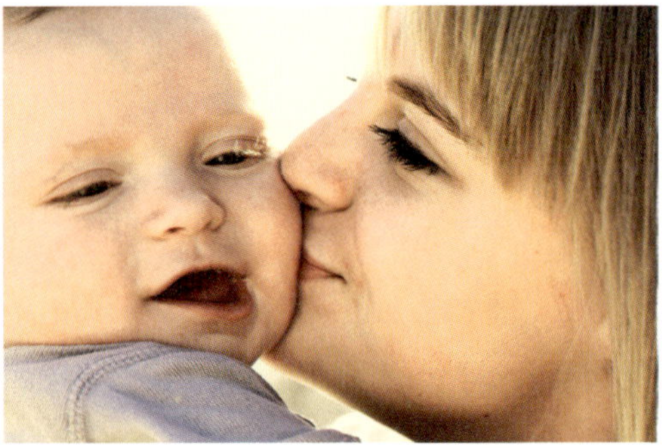

Das nachfolgende Beispiel soll die Eintragweise veranschaulichen.

BEISPIEL

Eine junge Frau leidet unter Heuschnupfen. Vom Klassischen Homöopathen beim Erstgespräch nach Krankheiten und Zeichen in der Familie des Vaters befragt, äußert sie u.a. folgendes: Der Vater hat zu hohen Blutdruck, leidet an Asthma, wenn er nicht aufpaßt hat er Gicht. Einer seiner Brüder ist an einem Schlaganfall gestorben. Eine seiner Schwestern mußte an einem Myom operiert werden und leidet unter Haarausfall. Über die Eltern des Vaters wisse sie recht wenig, aber die Mutter sei an einer Tuberkulose gestorben und der Vater starb letztlich an Prostatakrebs. Darüber hinaus sei nichts bekannt. Dies wird wie folgt eingetragen:

STAMMBAUM DER KRANKHEITEN

GESCHWISTER | VATER | MUTTER | GESCHWISTER

Prostata-Krebs | TBC

GESCHWISTER | VATER

Bruder: Schlaganfall

Schwester: Myom-Operation, Haarausfall

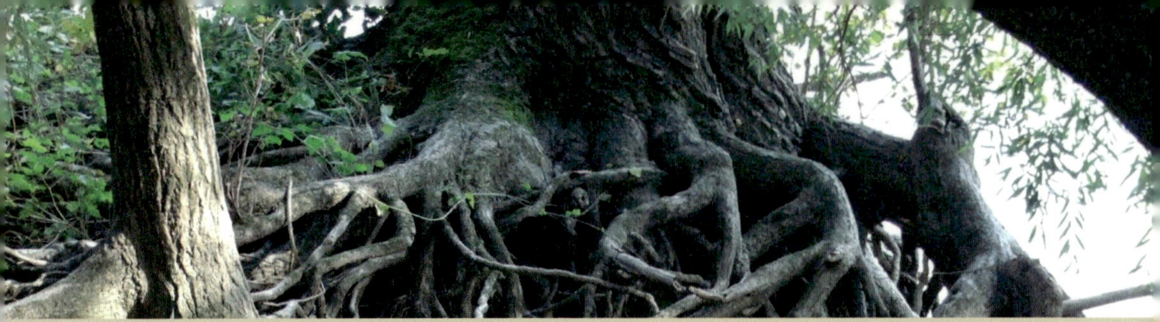

GESCHWISTER VATER MUTTER GESCHWISTER

GESCHWISTER VATER

SELBST

GESCHWISTER

in der Familie
STAMMBAUM DER KRANKHEITEN

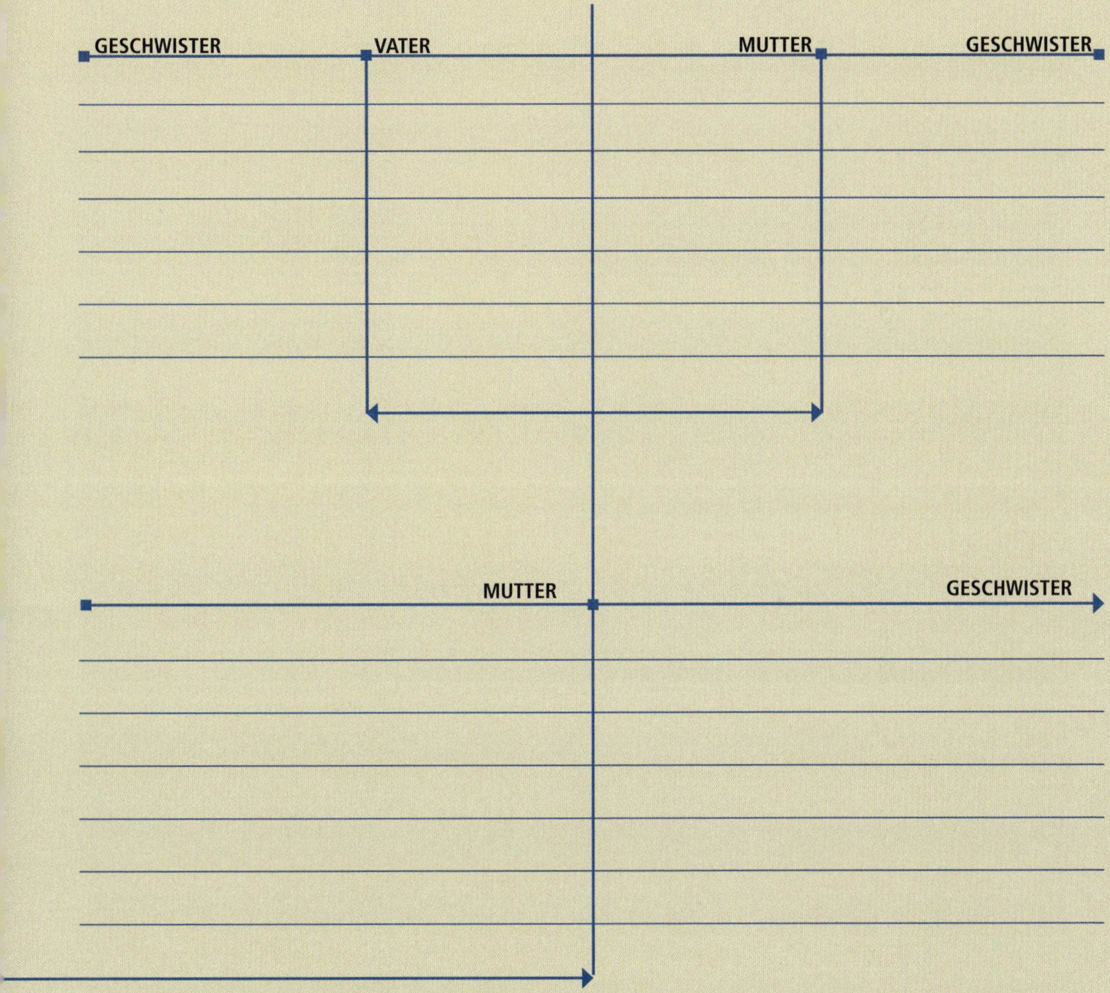

Hinweise für mögliche Eintragungen auf der nächsten Seite!

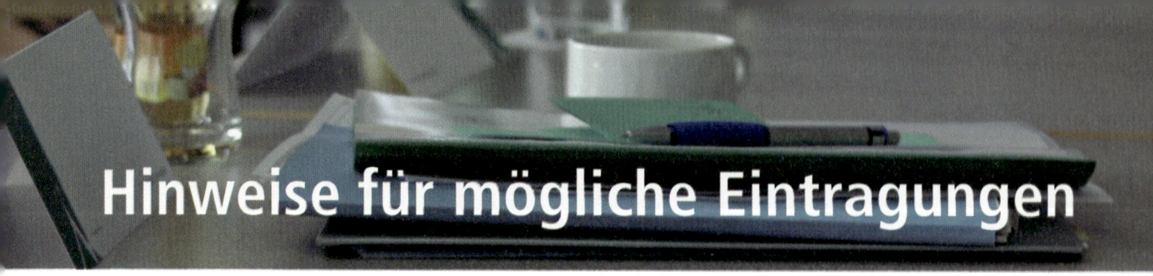

Hinweise für mögliche Eintragungen

Gab es in Ihrer Verwandschaft ...

Wiederkehrende, sehr hartnäckige und/oder schwere chronische Erkrankungen

Impfreaktionen; nicht angegangene Impfungen

Angeborene Defekte; Mißbildungen; Anomalien; Epilepsie; Krampfneigung; Parkinson; Multiple Sklerose; Lähmungen; Morbus Alzheimer

Alkoholismus; Suchtleiden

Homosexualität

Geistes- und Gemütskrankheiten; Todesursachen; Selbstmorde

Meningitis (Hirnhautentzündung); Encephalitis (Gehirnentzündung)

Blindheit; Augenleiden; Astigmatismus (Hornhautverkrümmung)

Ohrerkrankungen; eiternde Ohrläppchen beim Tragen von Ohrringen (z.B. Modeschmuck)

Kropf; Schilddrüsenprobleme

Herzkrankheiten; Gefäßkrankheiten; Venenleiden; Bluthochdruck; Schlaganfall; Arteriosklerose

Lungenkrankheiten; Bronchitis; Asthma; Tuberkulose; Diphtherie; Pfeiffersches Drüsenfieber

Leberkrankheiten; Darmerkrankungen; Magenkrankheiten; Nierenkrankheiten

Rheumatismus; Gicht; Steinleiden (Galle, Niere, Blase); erhöhte Harnsäure

Morbus Bechterew; Morbus Hodgkin; Lupus erythematodes

Knochenerkrankungen; Hüftgelenksarthrose; Hüftdysplasie

Krebserkrankungen; Erbleiden; Allergien - welche?

Hautkrankheiten; Neurodermitis; Psoriasis, Hautpilze, Krätze usw.

Diabetes mellitus (Zuckerkrankheit); Übergewicht

Kinderlosigkeit; Fehl- und Todgeburten; Placenta praevia

Eileiterschwangerschaften; Frühgeburten; operative Entfernung der Placenta (Nachgeburt); Kaiserschnitte; Abtreibungen; Ausfluß; genitale Pilzinfektionen; Endometriose

Herpes genitalis; Condylome; Feigwarzen; sonstige Warzen

Eierstockentzündungen; Zysten; Eileiterverklebungen

Gebärmutterentzündungen; Unterleibskrebs; Operationen, etc.

Zähneknirschen im Schlaf oder nächtlicher Speichelfluß

Nagelkrankheiten oder -veränderungen

Operationen oder Klinikaufenthalte

Bluttransfusionen

AIDS; Tropenkrankheiten; Malaria; Fernreisen mit Impfungen

Gab es weitere Krankheiten, wenn ja, welche?

2. EIGENE KRANKHEITSGESCHICHTE
(= SEKUNDÄRMIASMATIK)

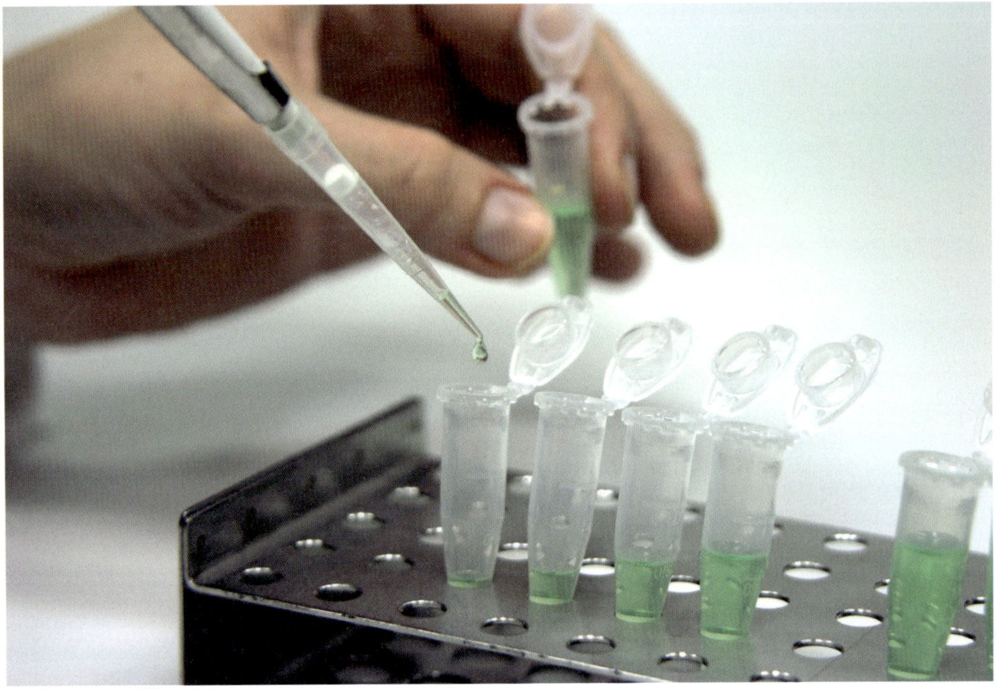

Von der Primärmiasmatik, die etwas über die genetischen Startbedingungen aussagt, nun zu dem Weg, der im eigenen Leben krankheitsmäßig durchschritten wurde, bis hin zu einem eventuellen momentanen Beschwerdebild.

Es interessiert hierbei der Krankheitsverlauf, also die Entwicklung und Zusammensetzung des Krankheitsgeschehens. Ziel ist zum einen die Bestätigung einer angeborenen miasmatischen Vorprägung und zum anderen die Erforschung erworbener (z.B. selbst erlittene Syphilis usw.) oder selbstgemachter, chronischer Belastungen, (=iatrogenes Miasma), wie z.B. durch eine langjährige Einnahme von Hormonen oder Abführmitteln.

Um diesen Weg von den genetischen Startbedingungen bis zur akuten Beschwerde verstehen und nachvollziehen zu können, braucht der Homöopath nicht nur die aktuellen Beschwerden, sondern alle Krankheitserscheinungen des ganzen Lebens, am besten in chronologischer Reihenfolge.

Das heißt auch, dass der Homöopath das jeweilige Mittel nicht nur aufgrund der jetzigen Beschwerden auswählt.

Bei der Mittelwahl in dieser Lebenskur (Konstitutionsbehandlung) werden über 150 Jahre menschlichen Lebens bedacht, erwogen und letztlich mit den passenden homöopathischen Mitteln abgetragen.

2.1 Beschwerdeauflistung in zeitlicher Reihenfolge

Dieser Punkt ist eigentlich nicht die Aufgabe des Patienten, sondern die des Homöopathen nach der Erstanamnese. Es geht hierbei darum, herauszufinden, wann und wo sich z.B. Krankheitszustände verändert oder intensiviert haben. Wenn man es dennoch ausfüllen will, dann nur kurz in Stichpunkten bzw. in medizinischen Diagnosen. Die ausführliche Individualisierung dieser Beschwerden erfolgt in dem Kapitel „Kopf-zu-Fuß“.

Das Beispiel von Seite 15 soll auch hier helfen, die Art der Auflistung zu veranschaulichen.

BEISPIEL

Die Mutter einer Patientin hatte in der Schwangerschaft vorzeitige Wehen. Die Patientin selbst hatte in der Kindheit zwischen dem dritten und fünften Lebensjahr eine Neigung zu eitriger Mandelentzündung. Mit 17 litt sie einmal an Blasenentzündung. Jetzt, im 25. Lebensjahr, kommt sie wegen Heuschnupfenbeschwerden. Dieser Fall wäre in der Zeitleiste wie folgt einzutragen:

Schwangerschaft vorzeitige Wehen

Geburt

3.-5. Lebensjahr	eitrige Mandelentzündung
17. Lebensjahr	Blasenentzündung
25. Lebensjahr	Heuschnupfenbeschwerden

Schwangerschaft

Geburt

Kindheit

Jugend

Erwachsenen-Alter

2.2 SCHEMA "KOPF - ZU - FUSS"

Hier soll man alle seine Beschwerden, die man je hatte oder momentan hat, in der jeweiligen Rubrik niederschreiben.

Hierbei gilt:
Lieber etwas zu viel und zu ausführlich schreiben, als zu wenig.

Die Auflistung am Ende jeder Rubrik soll zum einen zeigen, worauf es bei der Beobachtung und Begleitung des eigenen Lebens oder das der Kinder aus homöopathischer Sicht ankommt, zum anderen kann es bei dem Ersteintrag eine Kontrollhilfe sein, ob auch alles zusammengetragen wurde oder ob nicht im Laufe der Zeit das eine oder andere schon vergessen wurde.

Der Vorteil dieses Buches ist, dass Informationen, die erst später oder im Nachhinein auftreten, jederzeit nachgetragen werden können und so nach und nach ein vollkommenes Bild (siehe 1000 Puzzleteile) entsteht.

Wenn man aktuelle oder vergangene Beschwerden eintragen will, sollte man, so weit wie möglich, immer von folgendem Schema ausgehen:
Es ist das Schema des „Vollständigen Symptoms“ und bedeutet die Beobachtung und Individualisierung der Beschwerden durch bestimmte Fragen.

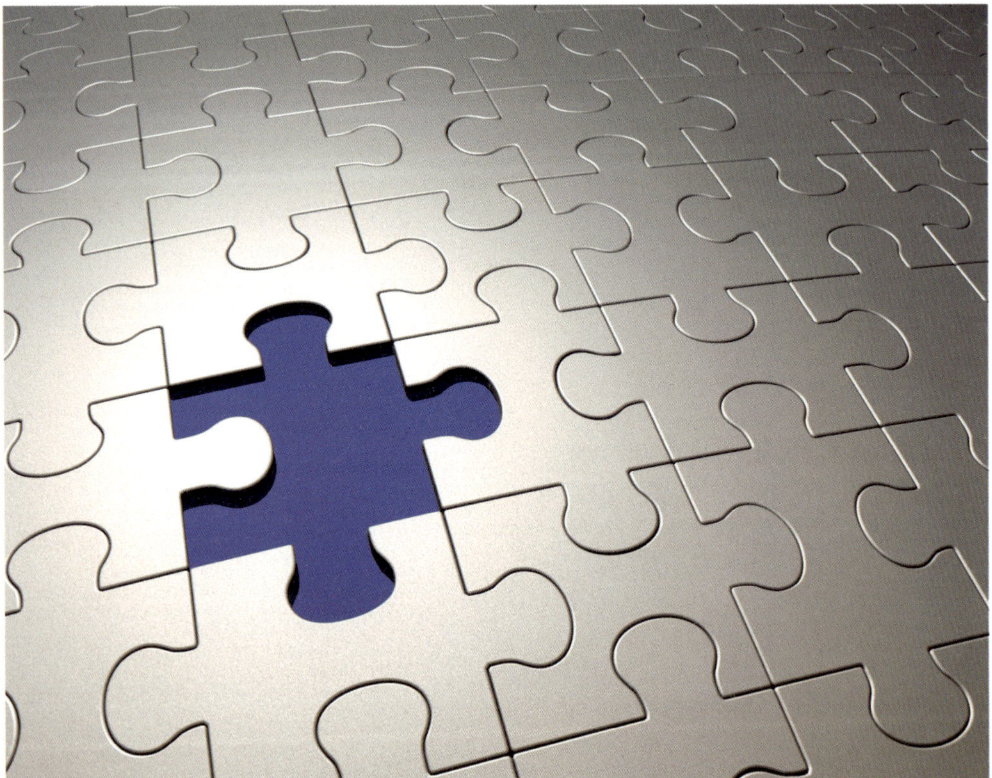

Fragen nach dem ...

1. **Wodurch?**
   Gibt es eine Ursache, einen Grund oder einen Auslöser für meine Beschwerden?

2. **Wo?**
   Wo sind die Beschwerden lokalisiert?

3. **Wie?**
   Wie sind die Beschwerden, welchen Charakter hat der Schmerz, die Empfindung (z.B. ein stechender oder dumpfer Schmerz oder ein Kribbeln usw.)?

4. **Wann?**
   Zu welcher Zeit (Tage, Jahreszeit, Periodizität) sind meine Beschwerden aufgetreten, besser oder schlechter geworden?

5. **Wodurch besser oder schlechter?**
   Gibt es etwas, außer irgendwelche Medikamente, das auf meine Beschwerden einen lindernden oder verschlimmernden Einfluß hat? (z.B. Husten schlechter im Freien oder Wärme lindert die Schmerzen usw.)

6. **Was seitdem noch?**
   Welche Veränderungen sind seit dem Zeitpunkt aufgetreten, auch wenn sie auf den ersten Blick nichts mit den Beschwerden zu tun haben.

BEISPIEL

*Die Heuschnupfenpatientin (siehe Seite 15) hatte mit 17 Jahren eine Blasenentzündung. Hier könnte das Schema des **„Vollständigen Symptoms“** wie folgt ausgesehen haben:*

1. ***Wodurch?:***
   Beim Waldspaziergang vom Regen überrascht und durchnäßt worden;

2. ***Wo?:***
   Schmerzen beim Urinieren und noch eine Zeitlang danach in der Harnröhre;

3. ***Wie?:***
   Eine brennende Empfindung, ein brennender Schmerz;

4. ***Wann?:***
   Nicht zu einer bestimmten Tageszeit, sondern jedesmal beim Urinieren;

5. ***Wodurch besser oder schlechter?:***
   Schmerzen schlimmer beim Urinieren, besser, wenn viel getrunken wird; die Schmerzen lassen nach, wenn sie sich beim Urinieren zurücklehnt;

6. ***Was seitdem noch?:***
   Seit diesen Blasenbeschwerden habe sie eine wesentlich ausgeprägtere Vorliebe auf warme oder gar heiße Getränke und sie schwitzt nachts mehr als sonst;

Schema des „Vollständigen Symptoms“

Wie man sich leicht vorstellen kann, hat ein Homöopath es bei solchen ausführlichen Angaben und Beobachtungen leichter, das Simile zu finden, als wenn er lediglich weiß, dass die Patientin eine Blasenentzündung hatte und es beim Urinieren schmerzte.

Mit der Zeit wird man dieses Schema verinnerlichen und jede Beschwerde automatisch dahingehend abfragen. Das hat den Vorteil, dass man als homöopathischer Patient wieder lernt, sich zu beobachten und nicht immer nur auf irgendwelche Werte wie z.B. Fieberwert angewiesen und fixiert ist. Es geht dabei nicht darum, hypochondrisch in sich hineinzuhören.

Wenn etwas auftritt, wird es nach diesem Schema beobachtet, hinterfragt und somit homöopathisch wertvoll. Bei der Therapie durch den klassischen Homöopathen ist es sowohl für ihn, als auch für den Patienten sehr hilfreich, so geartete Informationen zu erhalten, weil man dadurch, wie schon erwähnt, schneller und mit größerer Wahrscheinlichkeit auf das richtige Homöopathika kommt.

Ein weiteres Kriterium bei der Beobachtung und Erstellung des Tagebuchteils ist, **dass Auffälliges und Ungewöhnliches wichtiger ist als ein Symptom, das für die jeweilige Beschwerde typisch ist.**

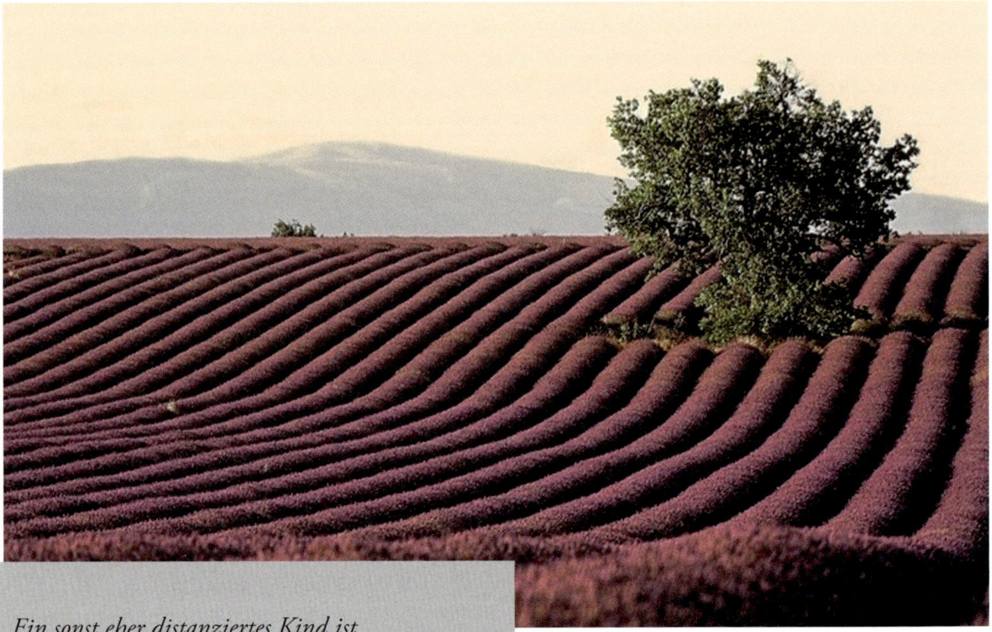

Ein sonst eher distanziertes Kind ist immer während seiner Otitis media (Mittelohrentzündung) ungewöhnlich anschmiegsam und verschmust.

BEISPIEL

Diese Gemütsveränderung ist bei Otitis media ungewöhnlicher als die typischen Ohrenschmerzen und von daher wichtig bei der Mittelwahl. Andererseits sind Kinder, wenn sie krank sind, oft liebesbedürftiger als sonst. Aber trotzdem muß das Mittel diesen Wesenszug auch haben und eben nicht nur den Wirkungsbereich „Mittelohrentzündung“.

SCHEMA "KOPF - ZU - FUß"

Ersteintrag: ____________________

____

Gewicht: ____________________

Größe : ____________________

Anzahl der Geschwister: ____________________

Geschwisterreihe: ____________________

____

Beruf (auch ehemaliger): ____________________

____

Anzahl der eigenen Kinder: ____________________

Familienstand: ____________________

Wem sind Sie am ähnlichsten: Mutter, Vater?

____

____

Anmerkung: Falls der Platz für ihre Ausführungen in einer Rubrik des Schemas „Kopf-zu-Fuß" nicht ausreichen sollte, stehen ab Seite 108 weitere Seiten zur Verfügung!

EINTRAG

Pränatale Phase und Geburt

Fragen und Hinweise

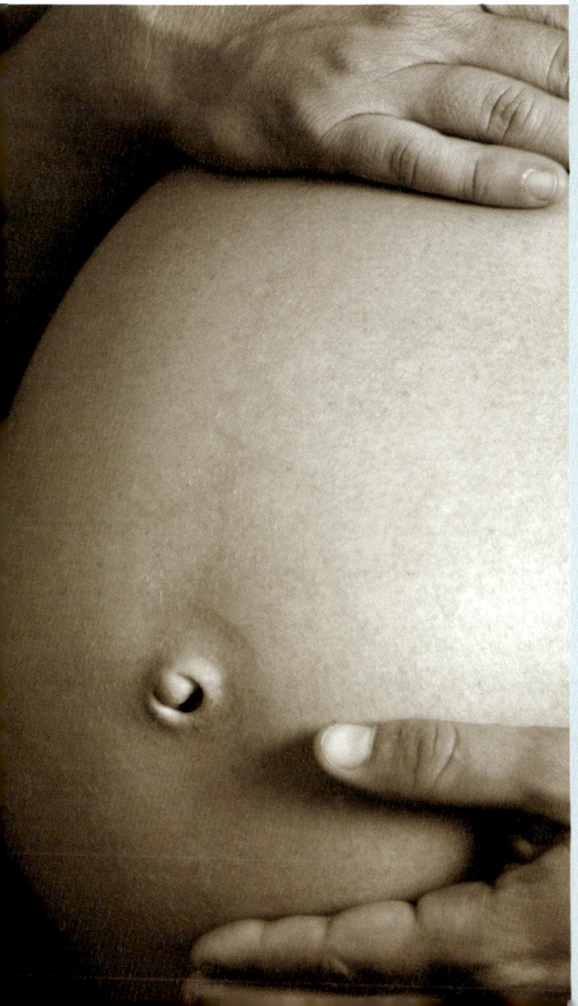

- Wie verlief die Schwangerschaft Ihrer Mutter?
- Gab es in der Schwangerschaft Untersuchungen (z.B. Fruchtwasser); Impfungen; Blutgruppenunverträglichkeit; Bluttransfusionen; Virusinfekte; Genitalinfektionen; sonstige Erkrankungen; Aufregungen; Unfälle; Schocks; Ängste? (genaue Angaben)
- Wissen Sie von vorausgegangenen Fehlgeburten; Frühgeburten; Totgeburten? (wann, genaue Ursache)
- Hat Ihre Mutter Nikotin, Alkohol, Drogen, Medikamente während der Schwangerschaft konsumiert? (wieviel, wann)
- Frühreifungsspritze; wehenhemmende oder wehenfördernde Mittel; bestand Schwangerschaftserbrechen? (wie lange, wie schwer)
- Kam es zu Schwellungen und Ödemen? (wo, Anämie)
- Traten Wadenkrämpfe auf? (wie ausgeprägt)
- Gab es Blutungen während der Schwangerschaft? (wann)
- Wissen Sie von einer drohenden Fehlgeburt; einer drohenden Frühgeburt; einer Frühgeburt? (in welcher Woche)
- Gab es auffällige Verfärbungen des Fruchtwassers?
- Bedurfte es einer Narkose; Lachgas; Epiduralanästhesie (Spinalanästhesie)?
- Wie war die Kindslage?
- Wurde mit Saugglocke, Zange oder Kaiserschnitt entbunden?
- Mußte die Placenta (Nachgeburt) operativ geholt werden?
- Traten sonstige Beschwerden oder Besonderheiten auf?

EINTRAG

Neugeborenenperiode

Fragen und Hinweise

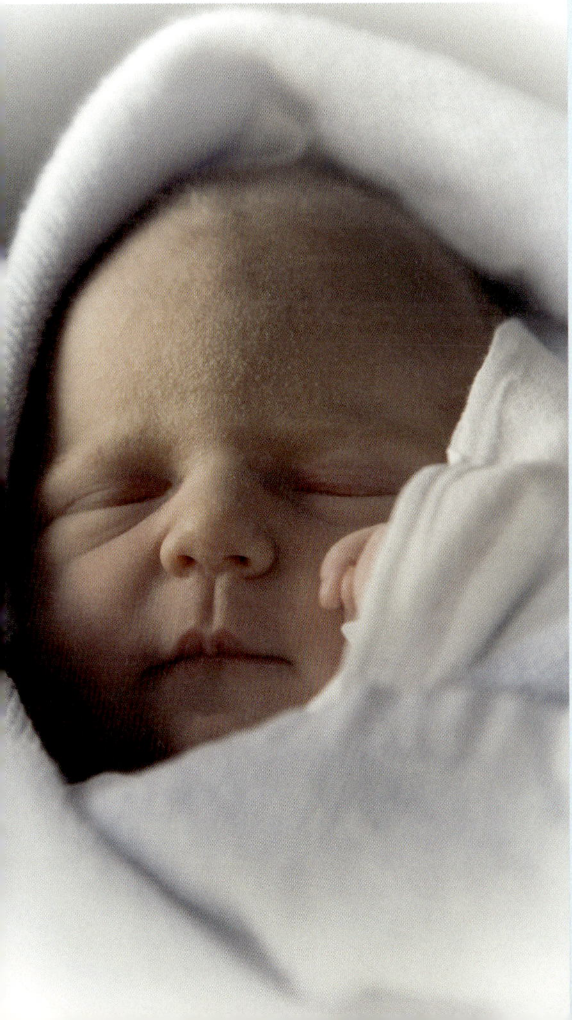

- Wenn noch bekannt: Länge; Kopfumfang?
- Gab es Besonderheiten in den ersten Minuten; Atemstörungen; blau; gekrampft; nicht geschrien?
- Wurden Geburtsgeschwulste/Hirnblutungen festgestellt?
- Gab es eine Nabelschnurstrangulierung?
- Ist Gelbsucht aufgetreten; wie lange; wie stark?
- War Brutkasten oder Wärmebettchen erforderlich?
- Nabelbruch; Leistenbruch; angeboren; erworben?
- Bestand ein Schiefhals; links; rechts?
- Wie waren Sie als Säugling: apathisch oder haben Sie ständig geschrien?
- Sind Sie voll oder teilweise gestillt worden; traten Probleme beim Stillen auf?
- Was gibt es zum Trinken zu sagen; trinken unauffällig; schlechter Trinker; Speikind; Pylorusstenose; Magenpförtnerkrampf?
- Kam es in den ersten vier Wochen zu akuten Erkrankungen?
- Wurden Sie in den ersten Lebenswochen geimpft; gab es dabei auffällige Über- oder Unterreaktionen?
- Bekamen Sie eine Bluttransfusion als Säugling; warum?
- Nahm Ihre Mutter während der Stillzeit oder im Wochenbett Medikamente ein; welche; warum?
- Erhielt Ihre Mutter während der Stillzeit eine Impfung; wogegen?
- Mußten Sie in den ersten Monaten wegen Blähungen, Blähungskoliken (Nabelkoliken) behandelt werden; wie war das bei Ihren Geschwistern?
- Trat bei Ihnen Windeldermatitis; Soor; eine offene, nässende Stelle im Windelbereich auf?
- Verklebte Augen (sog. Säuglingskonunktivitis); bei Geschwistern?
- Bestand bei Ihnen als Säugling ein sog. Storchenbiß; wenn ja, wo?
- Gab es weitere Auffälligkeiten und Besonderheiten?

EINTRAG

eistige, körperliche Entwicklung

Fragen und Hinweise

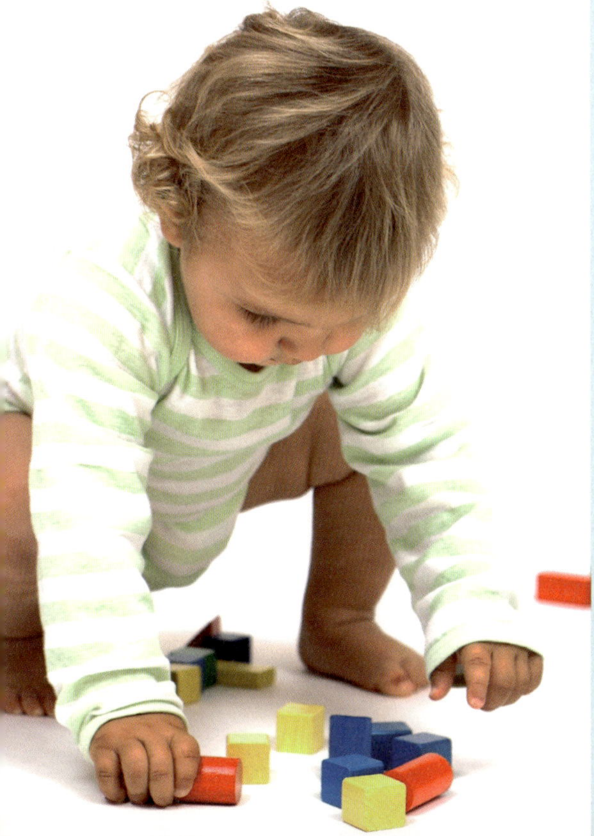

- Bestand eine angeborene oder erworbene Behinderung? genaue Angaben
- In welchem Monat kamen die ersten Zähne; erschwerte Zahnung; Probleme beim Zahnwechsel oder irgendwelche Begleitbeschwerden?
- Wenn möglich den Zeitpunkt des Krabbelns, Laufens und Sprechens angeben.
- Mußten Sie wegen Stottern bzw. Haspeln in Behandlung oder zur Förderung wann; wie lange?
- Besteht Klein- oder Riesenwuchs; wie groß sind die Eltern?
- Größenwachstum normal, verzögert oder beschleunigt?
- Ab wann waren Sie sauber?
- Haben Sie längere Zeit eingenäßt?
- Haben Sie am Daumen gelutscht; einen Schnuller genommen; wie lange?
- Erinnern Sie sich an traumatische Kindheitserlebnisse; spezielle Probleme?

EINTRAG

Kinderkrankheiten

Fragen und Hinweise

- Erlittene Kinderkrankheiten; evtl. mehrmals?
- Masern; Mumps; Röteln; Scharlach; Diphtherie; Keuchhusten; Windpocken; Dreitagefieber; Pfeiffersches Drüsenfieber?
- Kam bei exanthematischen Erkrankungen (Krankheiten mit Hautausschlägen, wie z.B. Scharlach) der Hautausschlag richtig heraus; genaue Angaben?
- Kam es bei Ihnen zum Ausbruch einer Kinderkrankheit als Erwachsener; welche; evtl. Behandlung?
- Traten Komplikationen auf?

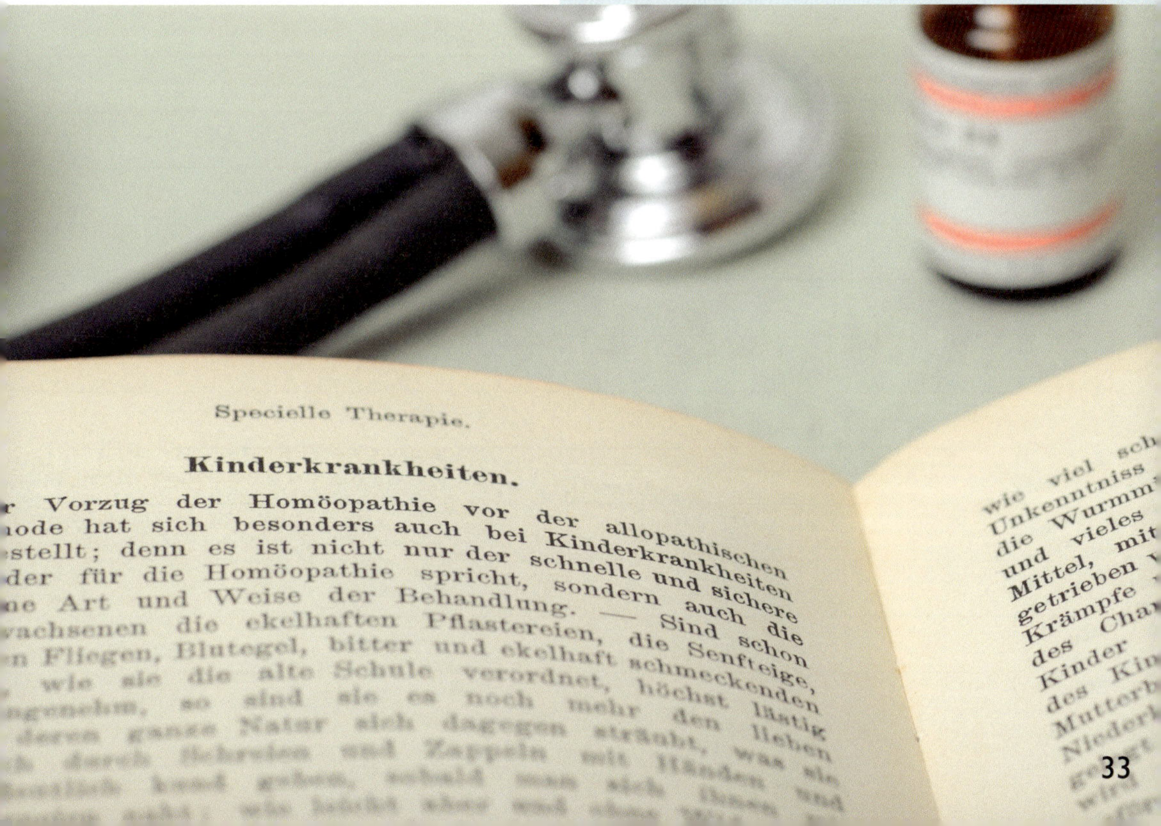

Impfungen
Fragen und Hinweise

- Welche Impfungen haben Sie als Kind (oder Erwachsener) erhalten; Tbc (BCG); Pocken; Polio (Injektion oder Schluckimpfung); Diphtherie; Pertussis (Keuchhusten);Tetanus; Masern?
- Wurden die Impfungen vertragen; gab es Impfreaktionen (z.B. hohes Fieber, Apathie, vorübergehende Lähmungserscheinungen, Schreien oder Krampfen, Schreikrämpfe, Wesensveränderungen, Encephalopathie[= Gehirnerkrankung] Meningitis, Augenentzündung, Schlafsucht etc.)?
  Genau nachforschen und beschreiben!
- Kam es vor, dass Sie schon einmal vergeblich geimpft wurden (z.B. das Nichtangehen der Pockenimpfung)?
- Traten Komplikationen auf?

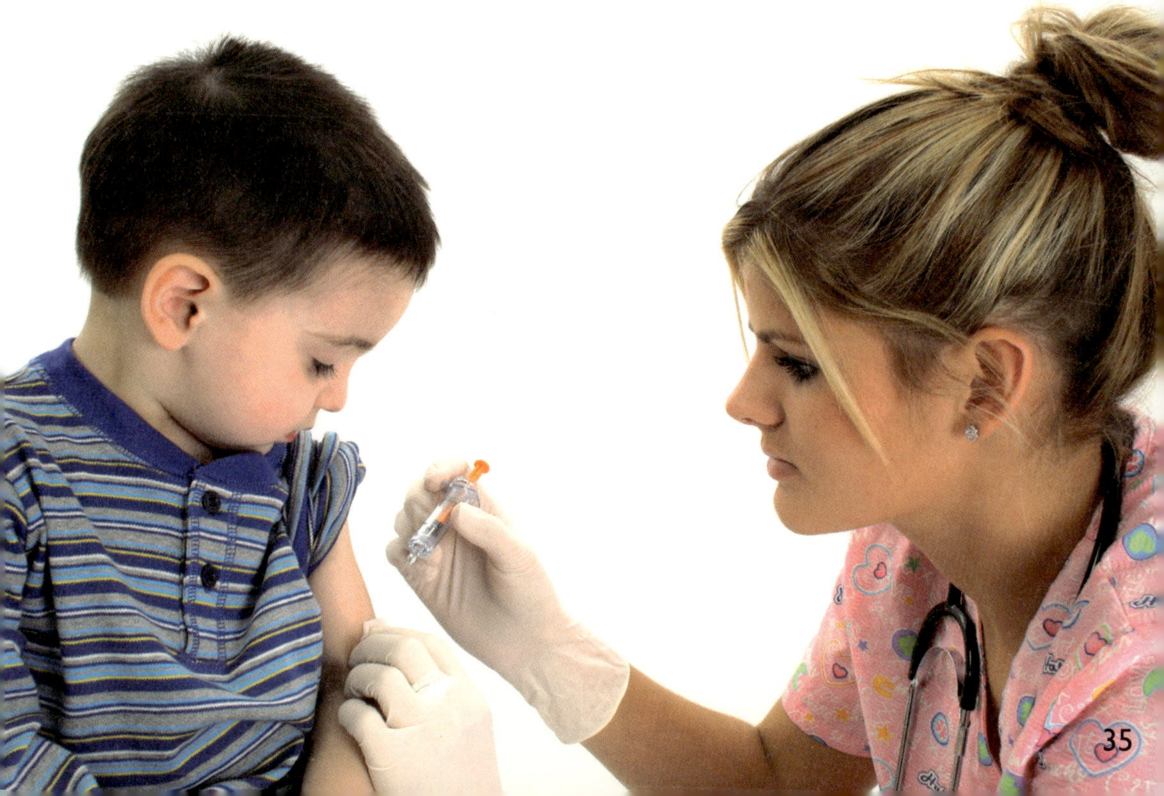

Generelles
Fragen und Hinweise

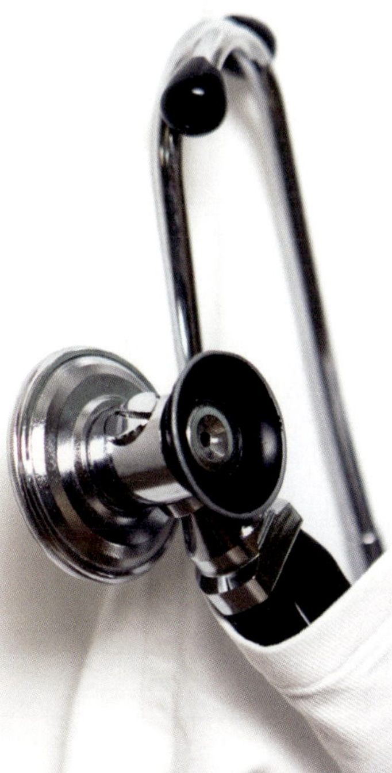

- Besteht Erkältungstendenz; wann; mit welchen Beschwerden?
- Neigung zu Windelpilzen; Mundsoor; Mittelohrentzündung; Mandelentzündung; Stirn- bzw. Nebenhöhlenentzündung; Bronchitis; Lungenentzündung; Rippenfellentzündung; Krupp bzw. Pseudokrupp; Erkältungskrankheiten; fieberhafte Infekte; Kopf schmerzen; Migräne?
- Magen- und Darminfektionen; Abszesse; Fisteln; Bluthochdruck; zu niedriger Blutdruck; Leukemie; Anämie; Krampfneigung; Epilepsie; zwanghaftes Zucken?
- Krämpfe irgendwelcher Art; nach der Geburt; nach einem Unfall; Fieberkrämpfe; bei bestimmten Ängsten etc. wo treten sie auf; wann treten, traten sie auf?
- Hauterkrankungen, Allergien; Neurodermitis; Furunkel; Abszesse; Nahrungsmittelzusammenhänge?
- Bauchschmerzen; Erbrechen; Durchfall; Brechdurchfall; Verstopfung?
- Schwindel; wann besonders; was hilft; was verschlechtert; von wo geht der Schwindel aus; wo ist er hauptsächlich lokalisiert; wie läßt sich der Schwindel beschreiben; gibt es Begleiterscheinungen?
- Seit wann bestehen bestimmte Erkrankungserscheinungen; gibt es eine Ursache dafür; wie wurde bisher behandelt?
- Geben Sie den genauen Ablauf an?
- Gab es Zeiten, in denen Sie Umweltgiften/Schadstoffbelastungen oder sonstigen Giften ausgesetzt waren. Kam es zu Reaktionen?

EINTRAG

Generelles
Fragen und Hinweise

- Frieren Sie leicht oder sind Sie ein warmer Typ?
- Vertragen Sie Kälte/Hitze?
- Leiden Sie unter Hitzewallungen (u.U. durch die Wechseljahre bedingt)?
- Wie ist Ihr Verhältnis zu frischer Luft; (lufthungrig; Abneigung gegen frische Luft)?
- Sind Sie schon einmal in Ohnmacht gefallen oder hatten ähnliche Erscheinungen; bei welchen Gelegenheiten?
- Wie vertragen Sie See-, Auto-, Flug- und Bahnreisen?
- Sind Sie geräuschempfindlich?
- Überempfindlich gegen bestimmte Gerüche?
- Haben Sie einen besonderen Geruch schon einmal an sich wahrgenommen, mit oder ohne Absonderungen (z.B. säuerlich, muffig, fischig, faulig, nach Stuhl); wann; wo am Körper?
- Vertragen Sie enganliegende Kragen, Ketten oder enge Gürtel?
- Vertragen Sie Berührungen am Hals?
- Vertragen Sie Wolle auf der Haut?
- Kennen Sie Symptome oder Beschwerden, die immer wieder auftreten (stundenweise, tageweise, alle paar Monate, zu bestimmten Jahreszeiten)?
- Bestehen Krankheitszeichen, die durch bzw. nach der Behandlung eines anderen Krankheitsbildes entstanden sind?
- Seit wann bestehen Ihre Krankheitserscheinungen; seit einer bestimmten Erkrankung; seit einer Impfung; seit einer bestimmten Behandlung; seit einem Schock- bzw. Schreckerlebnis?
- Besteht eine auffallende Seitenbetonung; vorwiegend linksseitige, rechtsseitige Symptome; von links nach rechts wandernd; von rechts nach links wandernd; von einer zur anderen (hin und her)?

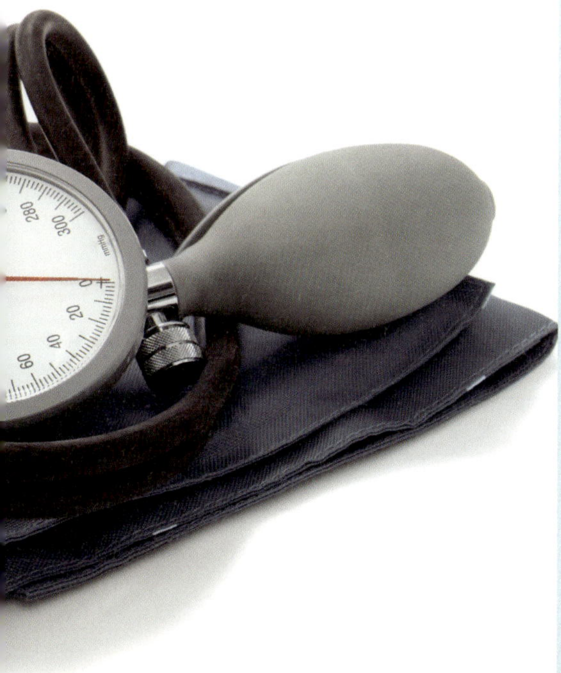

EINTRAG

Generelles
Fragen und Hinweise

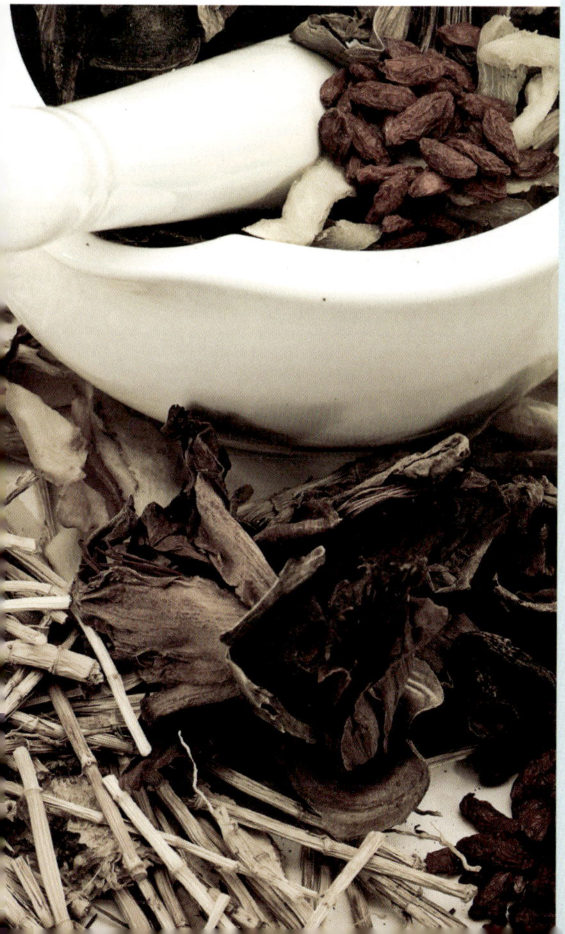

- Besteht Berührungsempfindlichkeit; sehr kitzelig; wo besonders; (z.B. an der Wirbelsäule, an den Fußsohlen)?
- Gab oder gibt es Widerwillen gegen körperlichen oder visuellen Kontakt. Besteht eine verstärkte Sensibilität gegenüber Schmerzen oder besteht eine auffallende Unempfindlichkeit?
- Besteht oder bestand eine auffallende oder eigentümliche Empfindung in einem bestimmten Körperbereich? Bitte genau beschreiben!
- Reagieren Sie übermäßig auf körperliche oder geistige Anstrengungen?
- Hatten Sie Unfälle; Knochenbrüche; Gehirnerschütterungen; Operatonen; Krankenhausaufenthalte aus anderen Gründen?
- Listen Sie alle Medikamente, die Sie zur Zeit einnehmen bzw. früher genommen haben auf.
- Erhielten Sie schon einmal eine Chemotherapie; Bestrahlung; wann? weshalb?
- Befinden sich Fremdkörper bzw. Implantate in Ihrem Körper; Nägel; Schrauben; Herzschrittmacher; künstliches Hüftgelenk; Spirale; Paukenröhrchen; sonstiges?
- Organbereiche, die von Geburt an fehlerhaft oder gar nicht angelegt waren; sonstige Zeichen und Stigmata?

EINTRAG

Wetter I Mond I Zeiten

Fragen und Hinweise

- Gibt es ein Wetter, das Sie lieben; welches überhaupt nicht; hat Sonne, Regen, feuchtes Wetter einen Einfluß auf Sie?
- Besteht eine Anfälligkeit bei Zugluft; Schneeluft, starkem Wind, Nebel, bei bzw. vor Gewitter, bei bzw. vor Sturm, Wetterwechsel, Kälte, naßkaltem Wetter, Hitze, Föhn, Vollmond, Neumond, zu- oder abnehmendem Mond?
- Reagieren Sie auf Temeraturextreme; Temperaturwechsel; wie?
- Geht es Ihnen am Meer bzw. im Gebirge auffällig besser oder schlechter?
- Vertragen Sie den Aufenthalt im feuch ten Gegenden?
- Gibt es noch Witterungseinflüsse?

- Welche Jahreszeit lieben Sie ganz besonders; wann fühlen Sie sich deutlich schlechter?
- Wann sind Ihre Beschwerden oder Schmerzen am intensivsten; morgens, vormittag; mittags; nachmittags; abends; nachts; vor oder nach Mitternacht; eindeutig zu einer ganz bestimmten Uhrzeit; wann?
- Gibt es eine Periodizität der Beschwerden (einmal in der Woche, einmal im Monat usw.)?

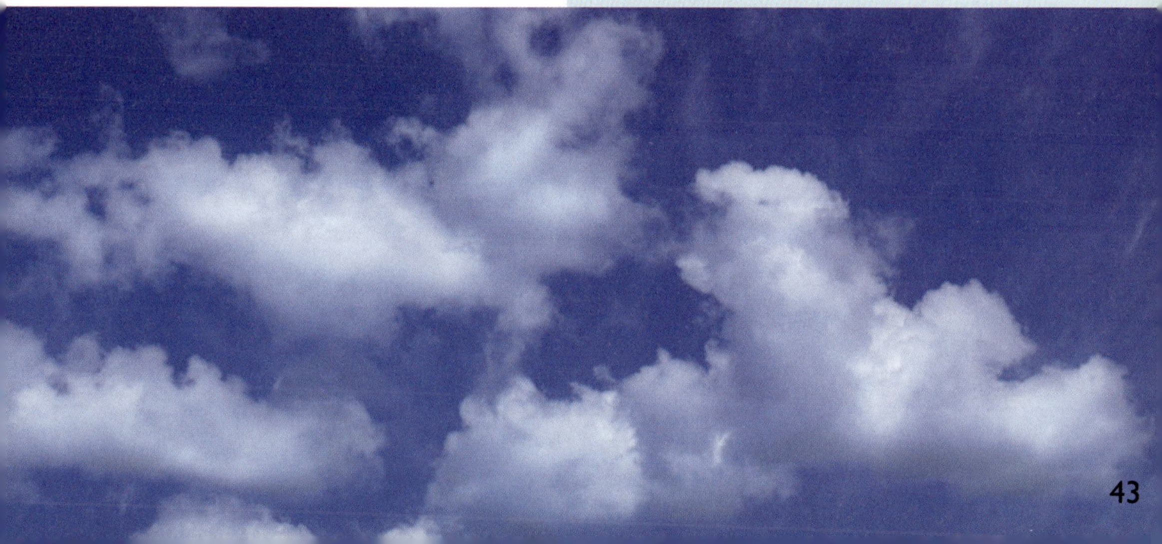

Schlaf

Fragen und Hinweise

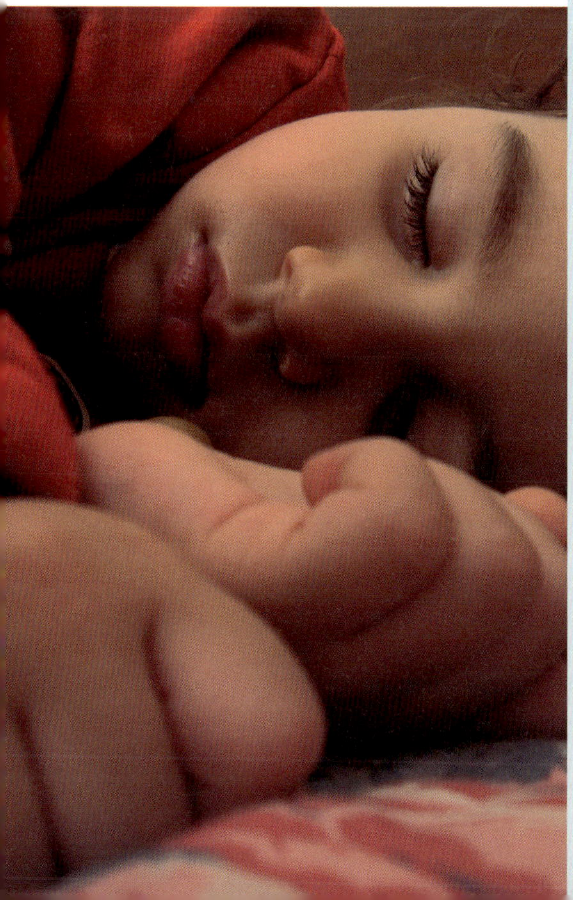

- Ist Ihr Schlaf unauffällig, tief, sehr leicht unruhig, verspätetes Einschlafen, zu frühes Erwachen?
- Neigen Sie zu Schlaflosigkeit; warum
- Bestehen Einschlafschwierigkeiten; welche?
- Fühlen Sie sich nach dem Schlaf: Gut ausgeschlafen, wie gerädert, depressiv; wie sonst?
- Ist nachts das Fenster geöffnet?
- Rollen Sie mit dem Kopf beim Einschlafen; evtl. früher?
- Haben Sie schon einmal mit dem Kopf gegen das Bett geschlagen? wann? wie lange?
- Benötigen Sie besondere Wärme oder warme Decken?
- Haben Sie sehr heiße Füße und strecken Sie diese unter der Decke hervor?
- Decken Sie sich nachts auf; wie weit?
- Zucken Sie im Schlaf oder fahren Sie auf?
- Sind Sie schon einmal im Schlaf gewandelt?
- Zähneknirschen im Schlaf? wann und seit wann?
- Schnarchen Sie?
- Wie steht es mit Ihren Träumen; haben Sie Alpträume, Angstträume, vom Tod, von Toten, Wahrträume, Träume, die sich wiederholen? Genaue Angaben machen!
- Haben Sie je im Schlaf gesprochen oder geschrien?
- Schwitzen Sie nachts; wann besonders; an welchen Stellen; Geruch?
- Welche Schlaflage bevorzugen Sie meistens; früher?
- Weitere Auffälligkeiten?

Essen I Trinken

Fragen und Hinweise

- Wie ist Ihr Appetit?
- Sind Sie ein guter oder schlechter Esser?
- Haben Sie kaum Appetit und trotzdem ein ordentliches Gewicht oder besteht guter Appetit und ein sehr geringes Gewicht?
- Treten Heißhungeranfälle auf; wann; zu bestimmten Zeiten; auch nachts; gleich wieder nach dem Essen?
- Könnten Sie ständig essen?
- Schwitzen Sie während des Essens oder Trinkens; wo?
- Sonstige Gewohnheiten bzw. Auffälligkeiten?
- Benötigen Sie besondere Wärme oder warme Decken?
- Ist Ihr Durst normal, wenig, groß, wann besonders (z.B. nachts)? was wird von Ihnen bevorzugt oder abgelehnt?

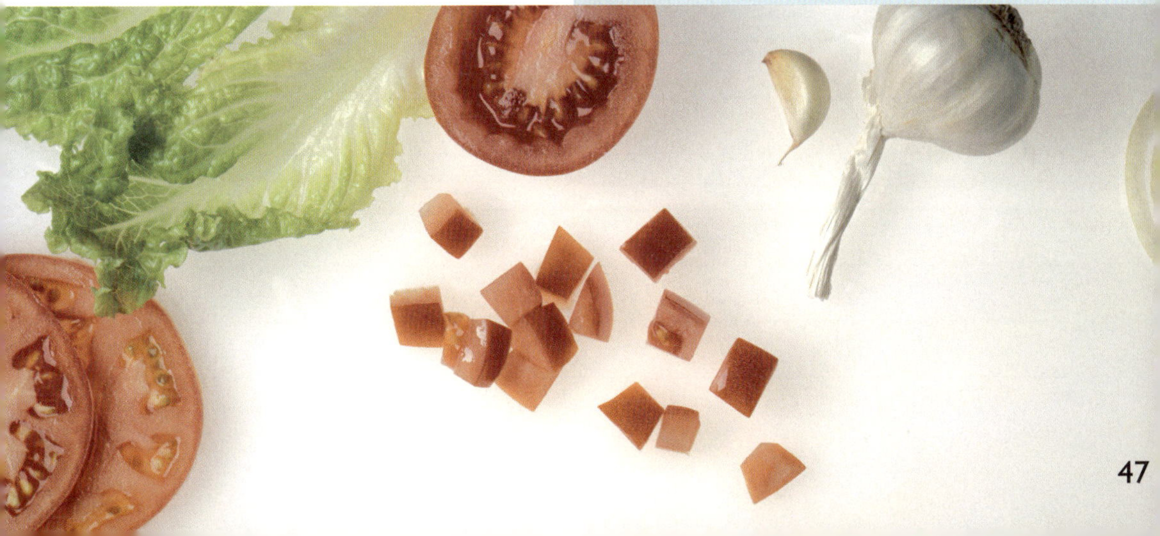

Essen I Trinken
Fragen und Hinweise

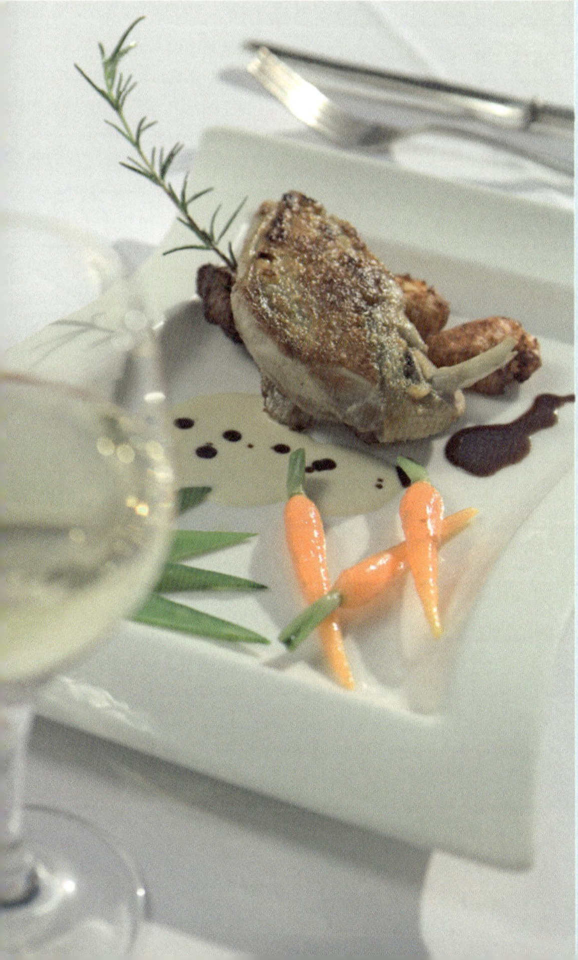

Verlangen

(nur das angeben was sehr ausgeprägt ist)

- kalt; heiß; sauer; süß; salzig; geräuchert; stark gewürzt; scharf;
- Senf; Speck; Milch; Fisch; Fleisch; Wurst; Schinken roh);
  Kartoffeln; Fett; fette Speisen; Butter; Käse; Eier; Brot;
  Obst(unreifes Obst); Apfelsinen; Mandarinen; Eiscreme;
  Eiswürfel; Kaffee; Tee; sonstiges
- Gab es früher eigenartige Gelüste nach Unverdaulichem?
  (z.B. Sand, Kalk, Kreide)

Abneigungen

(nur das angeben was sehr ausgeprägt ist)

- kalt; heiß; sauer; süß;
- Milch; Fett; fette Speisen; Butter; Käse; Eier; Fleisch, Schinken(roh); Kartoffeln; Schweinefleisch; Fisch; Salat; grünes Gemüse; Schleimiges; Sonstiges Obst); Apfelsinen; Mandarinen; Eiscreme; Eiswürfel; Kaffee; Tee; sonstiges

Unverträglichkeiten

(nur das angeben was sehr ausgeprägt ist: z.B. Fruchtsaft; Milch; Fett; Sonstiges; was passiert dann?)

- Welche Beschwerden werden durch Nahrungsaufnahme gebessert?
- Bekommt Ihnen Alkohol?
  Wieviel trinken Sie?
- Gibt es noch etwas zu Essen und Trinken festzustellen?

Fieber

Fragen und Hinweise

- Bekommen Sie schnell Fieber? Bei welchen Gelegenheiten?
- Hatten Sie früher bestimmte Krankheiten mit Fieberreaktionen?
- Haben Sie Durst bei Fieber; auf Kaltes; Warmes; in großen oder kleinen Schlucken?
- Schweiß bei Fieber; frösteln?
- Hatten Sie jemals einen Fieberkrampf; wann; wie ist dieser verlaufen; welche Behandlung?
- Bestand schon einmal septisches Fieber; die Gefahr einer Sepsis, wann; Grund?
- Hatten Sie schon einmal ein tropisches Fieber, Malaria, Fleckfieber, Typhus oder Fieber bei Blutvergiftungen oder Infektionskrankheiten?
- Weiteres zu fiebrigen Erkrankungen?

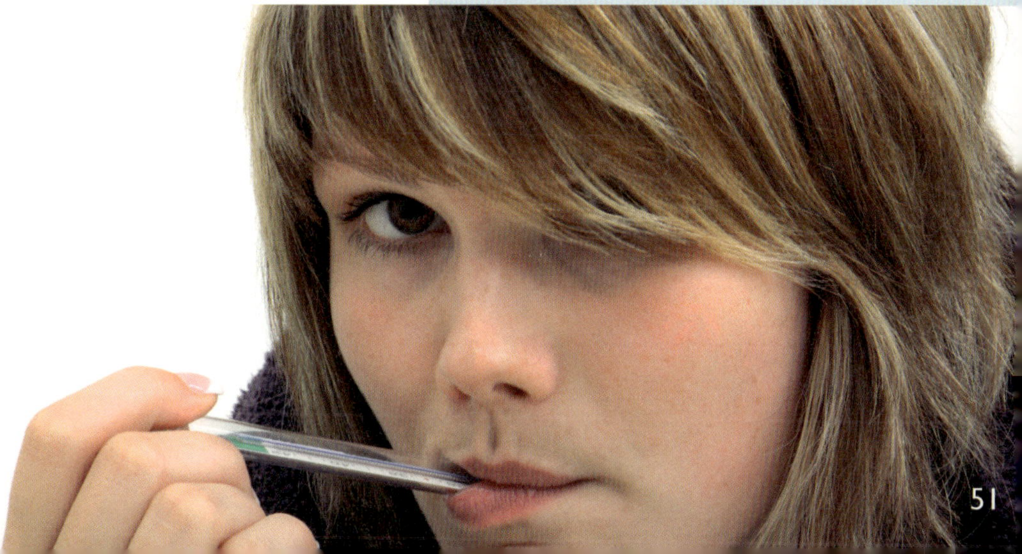

Kopf

Fragen und Hinweise

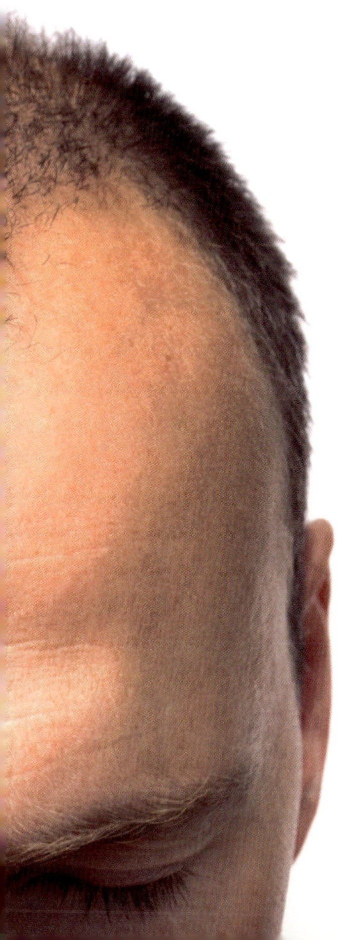

- Beschaffenheit der Haare: kräftig, dick, fein, fettig, trocken, glanzlos, filzig, kleben zusammen; natürliche Haarfarbe?
- Besteht hin und wieder ein besonderer Geruch; trotz Waschens: sauer, muffig?
- Haben oder hatten Sie (krankhaften) Haarausfall; genaue Beschreibung?
- Bestehen Hautausschläge am Kopf; wo und von welcher Art?
- Hatten Sie jemals Milchschorf (Kopfgneis), Krusten, Schuppen, Läuse, eventuell früher; wie wurde dies behandelt?
- Kopfschweiß; wo genau und wann?
- Ist je eine Meningitis (Hirnhautentzündung); Encephalitis (Gehirnentzündung) aufgetreten, auch nicht in ihrer Blutsverwandtschaft?
- Neigen Sie zu Schwindel oder Benommenheit; wann; wie;
  wodurch besser oder schlechter?
- Haben Sie auffallende Empfindungen im Kopfbereich?
- Gibt es sonst noch etwas zu sagen?

Kopfschmerzen
Fragen und Hinweise

- Besteht eine Neigung zu Kopfschmerzen; Migräne; seit wann?
- Wo ist der Schwerpunkt des Kopfschmerzes zu spüren;
  Stirn; über bzw. hinter den Augen, Schläfen, Hinterkopf, Nacken, welche Seiten; Ausstrahlung wohin; wandernder Schmerz etc.?
- Art des Kopfschmerzes: stechend, pochend etc.? genau beschreiben
- Treten Begleitsymptome auf: z.B. Sehstörungen, Schwindel, Leeregefühl, Übelkeit, Erbrechen, Kollapsneigung, Gefühl des Schwebens, etc.?
- Gibt es etwas wodurch der Kopfschmerz sich verbessert oder verschlechtert?
- Sind erkennbare Zusammenhänge oder auslösende Ursachen feststellbar?

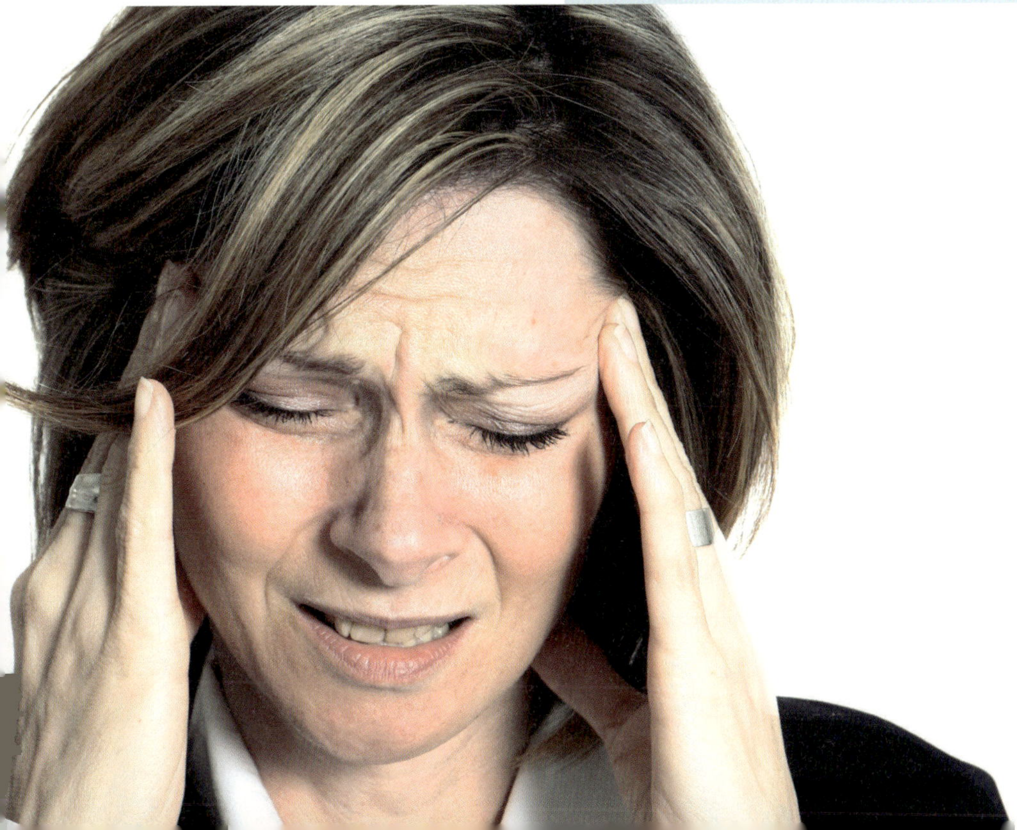

EINTRAG

Gesicht

Fragen und Hinweise

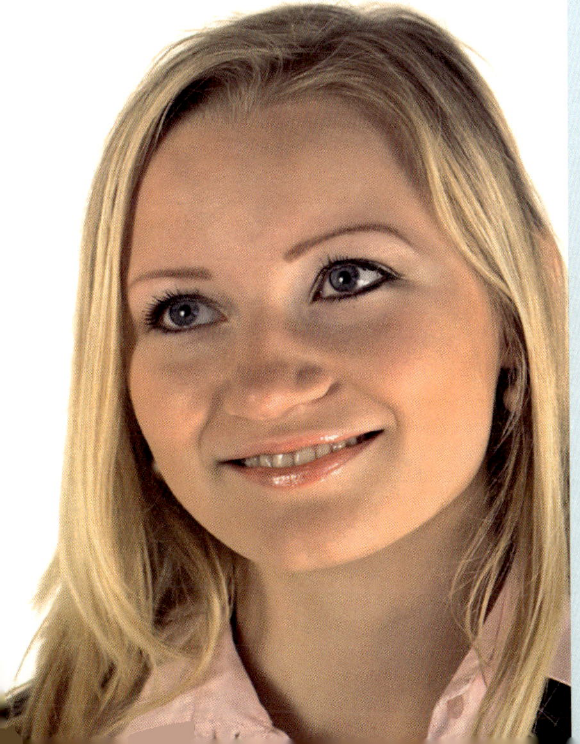

- Beschreiben Sie ihre Gesichtsfarbe!
- Ist die Haut sauber, schmutzig, trocken, fettig; durchscheinende Blutgefäße; Sommersprossen?
- Besteht eine auffallende Veränderung des Gesichtsausdrucks?
- Kennen Sie umschriebene rote Flecken auf den Wangen; z.B. bei Fieber?
- Bestehen oder bestanden auffallend blaue Ringe um die Augen?
- Gibt oder gab es Hautausschläge; welcher Art; Behandlung?
- Litten Sie an ausgeprägter Akne; besonders zur Menseszeit?
- Bestehen Flecken an den Wangen
- Gibt oder gab es Flechten?
- Gibt oder gab es Warzen?
- Hatten oder habe Sie eine Schwellungsneigung im Gesicht; wo genau; wann?
- Zuckungsneigung; wo; seit wann?
- Bestanden oder bestehen Gesichtsschmerzen (Neuralgien) wo; bei welchen Gelegenheiten?
- Kennen Sie auffallende Empfindungen im Gesichtsbereich?
  Bitte genau beschreiben!
- Wie ist Ihr Bartwuchs; dicht, üppig, spärlich, lückenhaft?
- Neigen Sie als Frau zu auffallender Gesichtsbehaarung?
- Gibt es sonst noch etwas zu ergänzen?

EINTRAG

Augen
Fragen und Hinweise

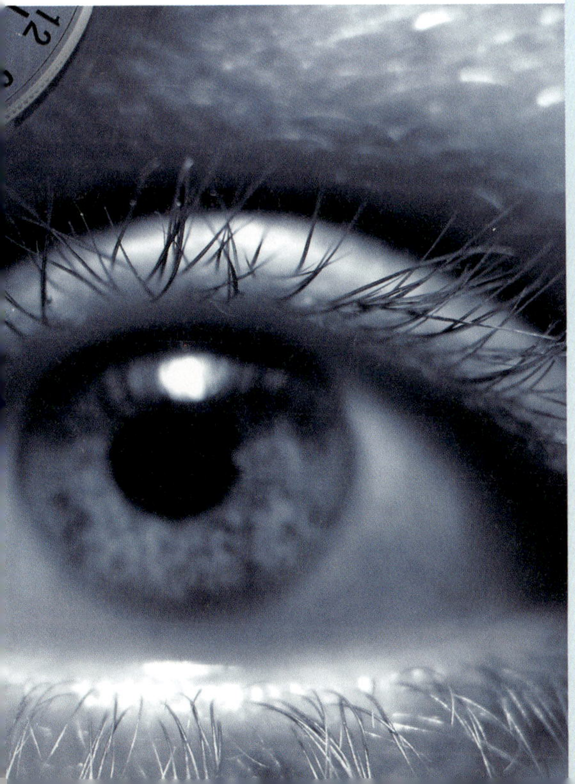

- Welche Augenfarbe haben Sie? Farbe der Skleren (das Weiß der Augen)?
- Hatten Sie eine Augenfehlstellung; schielen: einwärts oder auswärts; wurde früher operiert?
- Schwachsichtigkeit: kurzsichtig oder weitsichtig; Horhautverkrümmung (evtl. familiär); Bitte Stärke angeben!
- Wie ist ihre Sehschärfe; welche Brille tragen Sie?
- Chronische Pupillenerweiterung (Mydriasis); chronische Pupillenverkleinerung (Miosis); ungleiche Pupillen?
- Lichtscheu; gegenüber künstlichem Licht; Sonnenlicht etc.?
- Sind Ihre Wimpern oder Augenbrauen schon mal ausgefallen?
- Traten Entzündungen, Hautausschläge im Bereich der Augen auf; Ekzeme; Absonderungen (eitrig); Gerstenkörner; wo genau (Lider, Lidränder etc.)?
- Verkleben der Augenlider morgens?
- Gab oder gibt es Phasen von vermehrtem Tränenfluß; wann?
- Ist oder war das Oberlid geschwollen bzw. der Bereich unter den Augen?
- Bestehen Augenschmerzen; besonders Empfindungen im Augenbereich; welche; wann; was bessert bzw. verschlechtert?
- Grauer Star (Katarakt); grüner Star (Glaukom)?
- Haben Sie auffallende Augenringe?
- Sonstige Auffälligkeiten und Diagnosen; evtl. früher?

EINTRAG

Ohren

Fragen und Hinweise

- Gab oder gibt es Anomalien; Ohrmuschelverformung als Säugling; angewachsene Ohrläppchen?
- Absonderungen; wenn ja (Farbe, Geruch); gab es häufig Mittelohrentzündungen bzw. -eitrungen?
- Sind bei Ihnen Flüssigkeitsansammlungen hinter dem Trommelfell (Paukenerguß) aufgetreten?
- Schwerhörigkeit; seit wann; Ursachen?
- Besteht vermehrter Ohrenschmalz?
- Hatten Sie jemals Hautausschläge im Gehörgang; welcher Art;
  Risse hinter den Ohren, an den Ohrläppchen?
- Kennen Sie bei sich Hautausschläge hinter den Ohren? Bitte beschreiben!
- Haben Sie sich Ohrlöcher stechen lassen; vertragen Sie Ohrringe (welche Metalle nicht); wie sind die Reaktionen bei Unverträglichkeit?
- Haben noder hatten Sie Ohrgeräusche; beschreiben Sie?
- Sind Sie auffällig Geräuschempfindlich; wogegen und bei welchen Anlässen?
- Reagieren Sie auffallend auf Musik; wie?
- Weitere Auffälligkeiten?

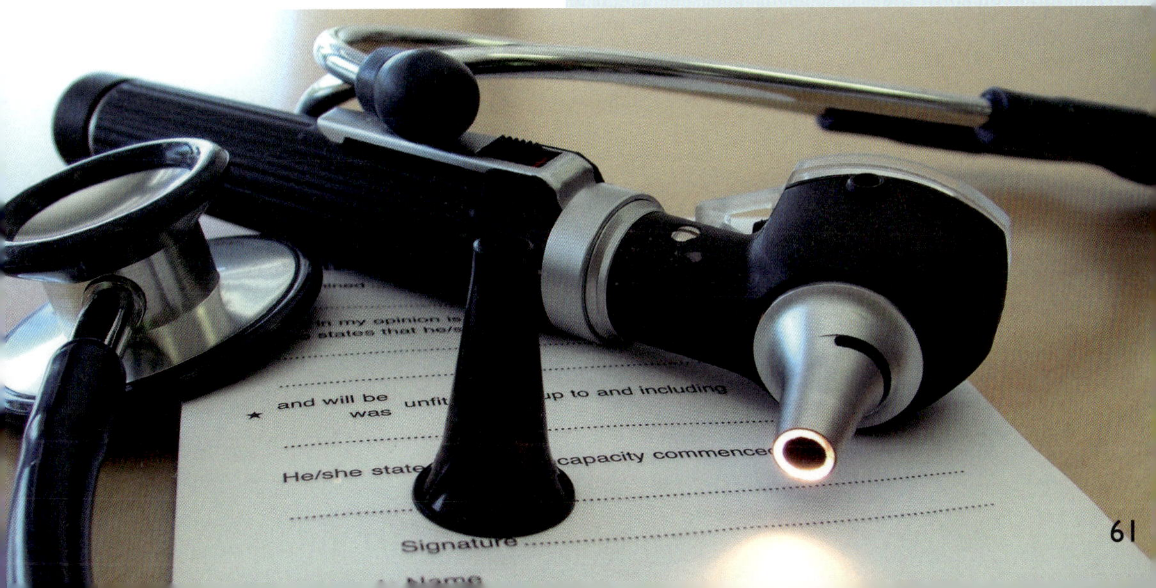

Nase

Fragen und Hinweise

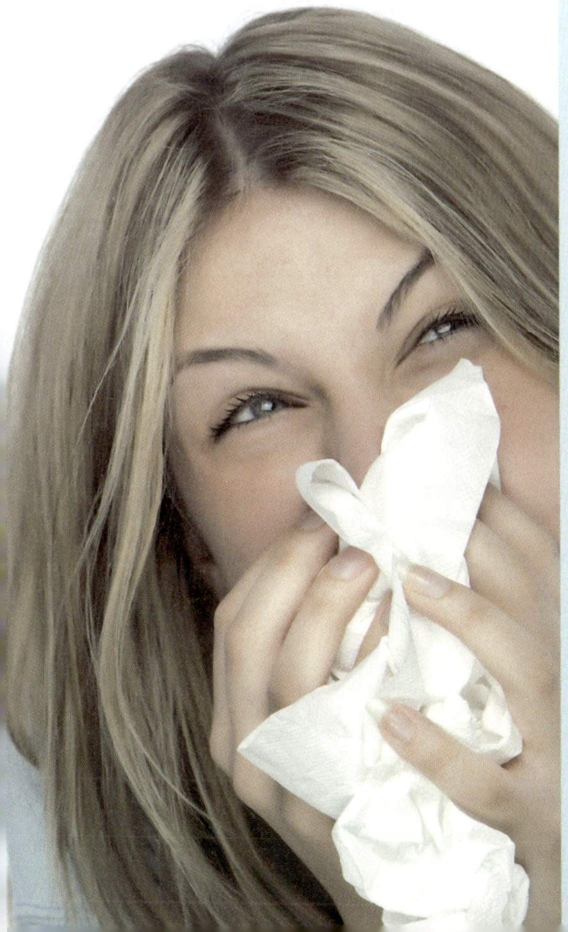

- Gab oder gibt es eine Neigung zu Schnupfen; Stirn- oder Nebenhöhlenentzündung; Heuschnupfen; Niesanfällen?
  Art und Farbe der Absonderung?
- Bestanden Phasen von häufigem Nasenbluten; wann; wie oft; wie stark?
- Besondere Empfindungen an oder in der Nase?
- Tritt öfters eine Absonderung im hinteren Rachen auf?
- Schmerzempfindlichkeit der Nase?
- Beschaffenheit der Haut?
- Gibt oder gab es Warzen auf/an der Nase?
- Leiden Sie oft an Herpes in diesem Bereich?
- Rissige Nasenflügel?
- Polypenbildung?
- Sonstiges?

Mund

Fragen und Hinweise

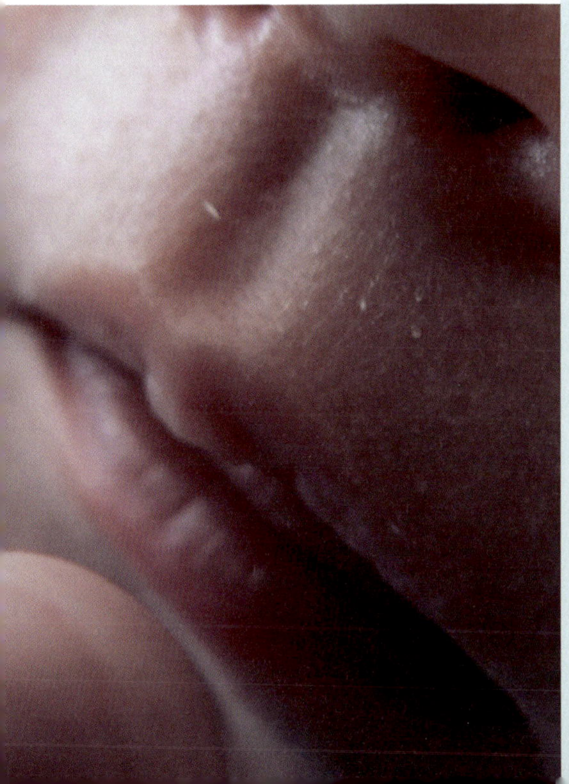

- Farbe und Form der Lippen auffallend?
- Wie ist die Beschaffenheit der Mundschleimhaut; Zunge; Lippen; Farbe; Bläschen; Blutungen; Geschwüre; Aphten; Beläge; Risse; Trockenheit; Mundfäule; Mundsoor etc.?
- Treten hin und wieder rissige Mundwinkel auf?
- Haben Sie Bläschenausschlag; Herpes an den Lippen?
- Hautausschlag um den Mund?
- Leiden Sie an unangenehmen Mundgeruch?
- Farbe und/oder Belag der Zunge und Mundschleimhaut?
- Auffälliger Speichelfluß; tagsüber; nachts (Kissen naß)?
- Bestehen Mißempfindungen oder Schmerzen im Mundbereich; welcher Art; seit wann; wo?
- Beißen Sie sich leicht auf die Zunge; wann?
- Stottern Sie; seit wann; sind Auslöser bekannt?
- Gab oder gibt es eine Nahrungsmittelallergie; welcher Art? Beschreiben sie!
- Weitere Besonderheiten und Auffälligkeiten?

EINTRAG

Zähne

Fragen und Hinweise

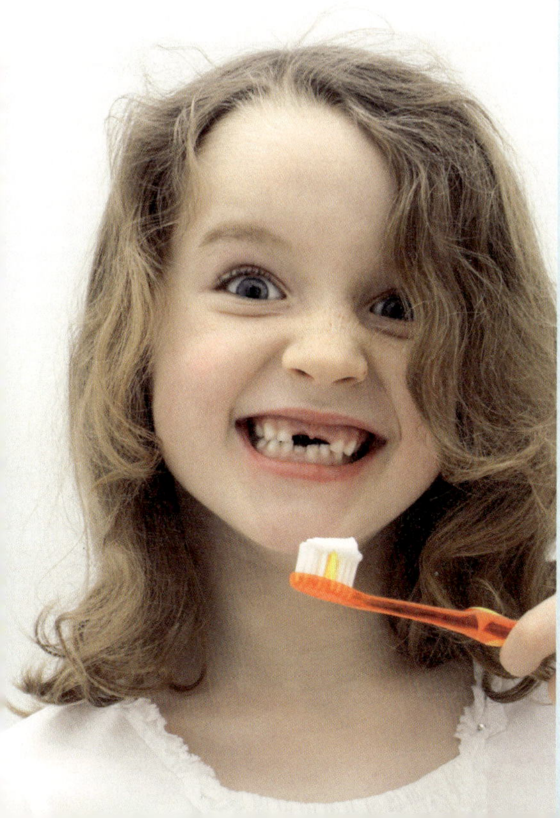

- Im wievielten Monat haben Sie gezahnt; gab es Beschwerden dabei?
- Wie sähe die ursprüngliche Stellung der Zähne ohne Zahnspange- korrektur aus?
- Karies; Ausprägung?
- Benötigen Sie eine Brücke; Prothese?
- Behielten Sie ihre Milchzähne länger als gewöhnlich; waren welche kariös oder gar faulig?
- Haben Sie Amalgamfüllungen; andere Metalle?
- Bestehen Veränderungen der Zähne in Form und Farbe?
- Trat je ein Wurzelgranulom auf; tote Zähne; Wurzelentzündungen; empfindliche Zähne?
- Auffallend große, normal große, kleine Zähne?
- Gab es Schwierigkeiten mit den Weisheitszähnen; welcher Art?
- Gab es Zeiten mit Neigung zu Zahnschmerzen; Zahneiterungen; Abszeßbildung?
- Bemerken Sie Veränderungen am Zahnfleisch; häufiges Zähnebluten?
- Sonstige Auffälligkeiten oder Besonderheiten?

Hals I Kehlkopf I Schilddrüse

Fragen und Hinweise

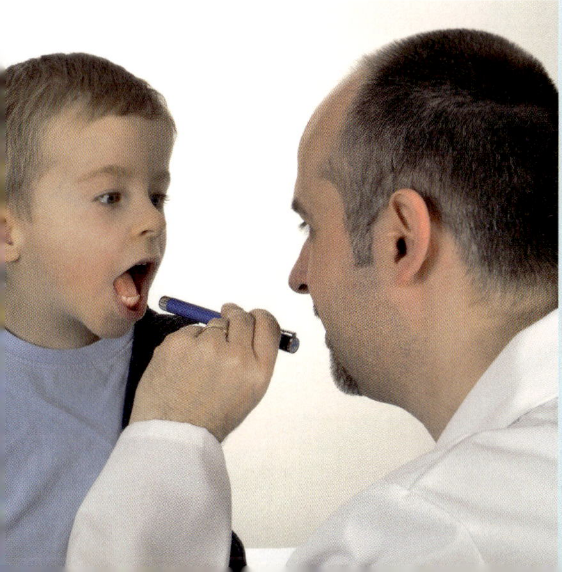

- Hatten Sie schon einmal Lymphknotenschwellungen; schmerzhaft; schmerzlos; nähere Angaben machen?
- Besteht eine Schilddrüsenvergrößerung; Über- oder Unterfunktion bekannt?
- Krankheiten der Schilddrüse: Symptome, Therapie, Medikamente?
- Gab es Krupp; Pseudokrupp, Diphterie?
- Leiden Sie häufiger unter Mandelent zündung: eitrig, einseitig, wechselnde Seiten; haben Sie ihre Mandeln noch?
- Waren oder sind die Mandeln vergrößert, zerklüftet, geschrumpft; gab es eine Operation; Seitenstranganginen?
- Haben oder hatten Sie sonst noch irgendwo Drüsenschwellungen: klein, groß, hart, weich, schmerzhaft oder schmerzfrei; wo; seit wann?
- Räusperneigung; Schluckstörungen?
- Leiden Sie öfter unter Heiserkeit; wenn ja, nähere Angaben?
- Bestehen Sprach- oder Stimmstörungen; in welcher Form; seit wann?
- Wie ist Ihre Sprache: deutlich, langsam, undeutlich?
- Werden Rollkragen oder enge Kragen, Berührungen am Hals vertragen?
- Bestehen Veränderungen am äußeren Hals? Beschreiben Sie!
- Sonstige Auffälligkeiten oder Besonderheiten?

Brust I Atmung I Husten

Fragen und Hinweise

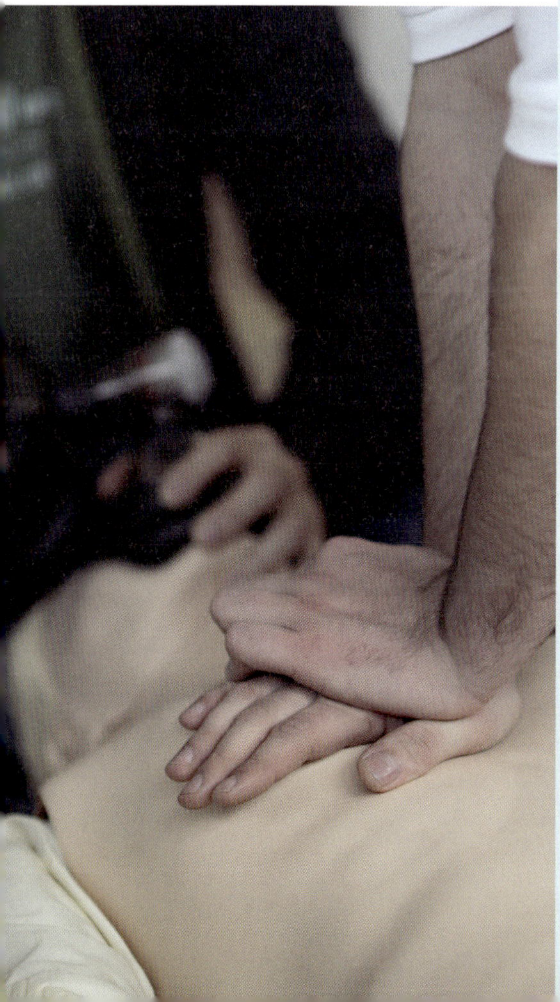

- Ist oder war das Ein- und Ausatmen erschwert; Atemgeräusche; Schleimrasseln etc.? wenn ja, dann nähere Angaben
- Bestehen Atembeschwerden; Atemnot; wann; bei welchen Gelegenheiten?
- Wer hat Einfluß auf die Beschwerden?
- Kennen Sie bei sich ein auffallendes Bedürfnis zum Tiefatmen u.U. mit dem Gefühl nicht durchatmen zu können?
- Gab oder gibt es Schmerzen: besondere Gefühle, Empfindungen im Brustbereich; genau beschreiben; auch wodurch es sich verbessert oder verschlechtert?
- Husten; seit wann; wie; wann besonders stark?
- Nebenerscheinungen, die beim Husten auftreten?
- Trat je Tuberkulose in Ihrer Vorgeschichte oder der ihrer Blutsverwandtschaft auf?
- Gab es eine Lungenentzündung; wann?
- Reagieren Sie häufiger mit Bronchitis; spastische Bronchitis?
- Beschreiben Sie, falls vorhanden, Auswurf (Farbe, Konsistenz, Geschmack); wann tritt dieser besonders auf, rauchen Sie; wenn ja; was und wie viel?
- Leiden Sie an Asthma; seit wann; wonach ist der erste Anfall aufgetreten; Ursache; haben sich zuvor Hautausschläge durch Salben oder Medikamente (z.B. Cortison) gebessert oder sind Sie sogar verschwunden?
- Hat Ihr Asthma allergische Komponenten: Pollenflug, Hausstaubmilben, was sonst?
- Wurden Fieberhafte Infekte mit Antibiotika behandelt?
- Treten auffallende Geräusche im Brustbereich auf, wann?
- Bestehen am äußeren Brustkorb auffallende Veränderungen?
- Gibt oder gab es Knoten an ihren Brüsten; Zysten, Brustdrüsenentzündungen, Schwellungen, Spannungsgefühle?
- Wie verhält sich Ihre Brust in der Zeit der Periode?
- Fühlen sich Ihre Brüste, Brustwarzel öfter kühl an?
- Haben Sie öfter Brustschmerzen, welcher Art; wann, mensesabhängig?
- Sonstige Auffälligkeiten oder Besonderheiten?

Herz I Kreislauf

Fragen und Hinweise

- Besteht ein Herzfehler; angeboren oder erworben?
- Kennen Sie bei sich Herzschmerzen, Herzklopfen, Herzflattern, andere Empfindungen; wann; wodurch wird es besser bzw. schlechter?
- Gibt oder gab es Herzkrankheiten?

- Neigung zu Bluthochdruck; niedriger Blutdruck?
- Ohnmachtsneigung; wann; wodurch?
- Erhielten Sie schon einmal eine Bluttransfusion; weshalb?
- Sonstige Auffälligkeiten oder Besonderheiten?

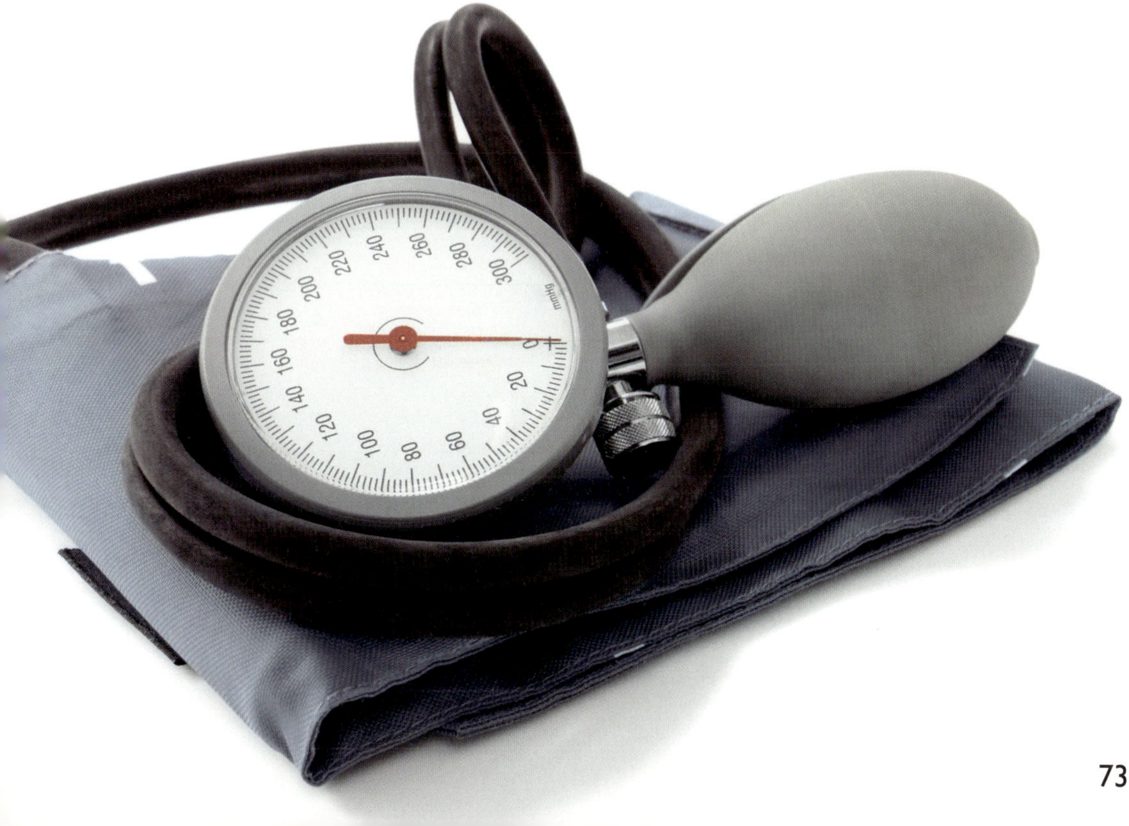

EINTRAG

Magen I Abdomen

Fragen und Hinweise

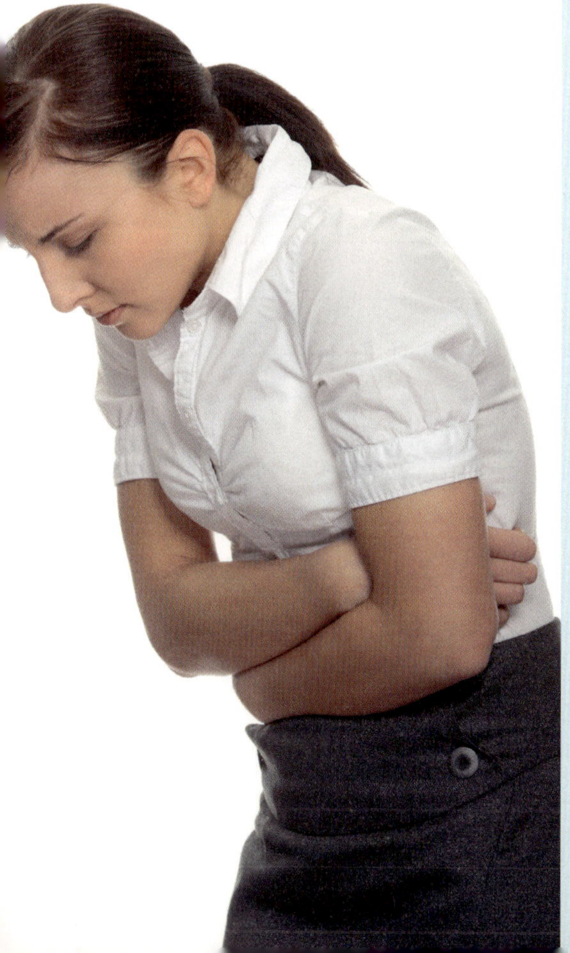

- Besteht ein Blähbauch; unabhängig vom Essen; wann besonders?
- Haben Sie öfter Bauchschmerzen; wo; wamm; wie; seit wann; wodurch wird es besser oder schlechter?
- Registrieren sie auffallende Empfindungen oder Gefühle im Bauchraum; welche; bei welchen Gelegenheiten?
- Treten oder traten Krämpfe vor dem Stuhlgang auf; wie stark; wie lange; seit wann?
- Vermehrter Abgang von Winden; übelriechend; wann?
- Besteht häufiges Kollern, Rumpeln oder andere Geräusche im Bauchraum?
- Neigen Sie zu Aufstoßen; Sodbrennen oder ähnlichem; zu Übelkeit; wann?
- Häufiges Erbrechen; Auslöser bekannt; Art des Erbrochenen /Aussehen, Farbe, Geruch, Galle)?
- Brechdurchfälle; Magen- oder Darminfektionen; Ursache?
- Mußten Sie sich einer Gallensteinoperation unterziehen?
- Befall von Würmern; welche; seit wann; wie behandelt?
- Wie oft und wann haben Sie ihren normalen Stuhlgang?
- Stuhlträgheit; Zurückschlüpfen des Stuhls; vergeblicher Drang; auffallende körperliche oder seelische Störungen?
- Verstopfung; haben Sie trotz Verstopfung keinerlei Stuhldrang oder häufig einen vergeblichen Drang?
- Nahmen oder nehmen Sie Abführmittel ein; Leinsamen oder ähnliches?
- Wie war der Stuhl ohne Abführmittel?
- Leiden Sie an unwillkürlichem Stuhlabgang?
- Ist bei Stuhlgang eine besondere Körperhaltung erforderlich?
- Durchfallneigung: Konsistenz, Geruch, Aussehen; wann; seit wann?
- Hatten Sie schon einmal: Salmonellen, Ruhr, Typhus, Cholera?
- Farbe, Form, Geruch, Konsistenz und Menge des Stuhls; gibt es Schleimauflagerungen, Beimengungen; unverdaute Speisen; genaue Angaben?
- Sonstige Störungen oder Auffälligkeiten?

Darm I Enddarm I Anus

Fragen und Hinweise

- Hatten oder haben Sie Schmerzen, Juckreiz, andere Empfindungen am After; wann?
- Bestehen im Analbereich: Hämorrhoiden, Mastdarmvorfall, Einrisse, Fisteln, Hautausschläge, Wundsein, Feuchtigkeit, Herpes durch scharfen Stuhl; seit wann?
- Hatten Sie Phasen von entzündeten, geschwürigen Darmerkrankungen; wann? Genau beschreiben!
- Ist der Blinddarm (Appendix) noch vorhanden; hatten Sie früher manchmal Blinddarmentzündung oder -reizung?
- Gerötete Körperöffnungen?
- Sonstige Störungen oder Auffälligkeiten?

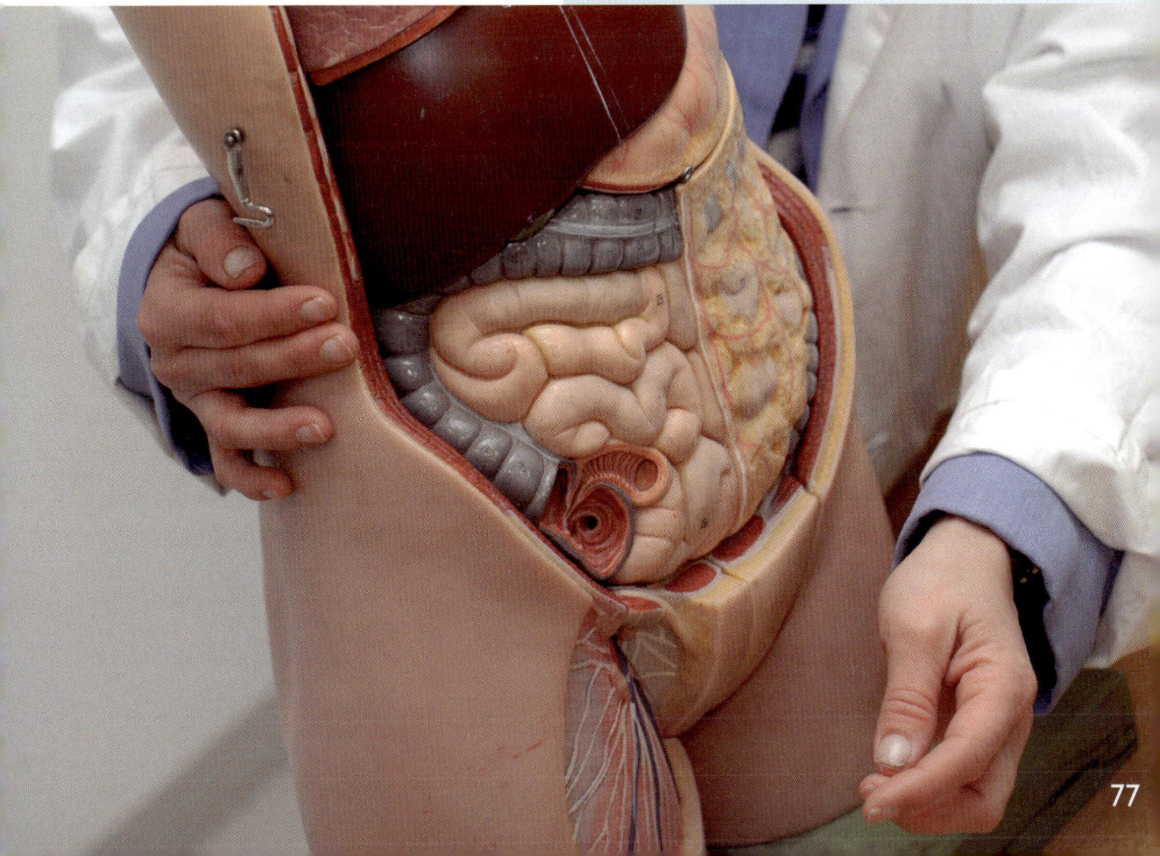

EINTRAG

Nieren I Blase

Fragen und Hinweise

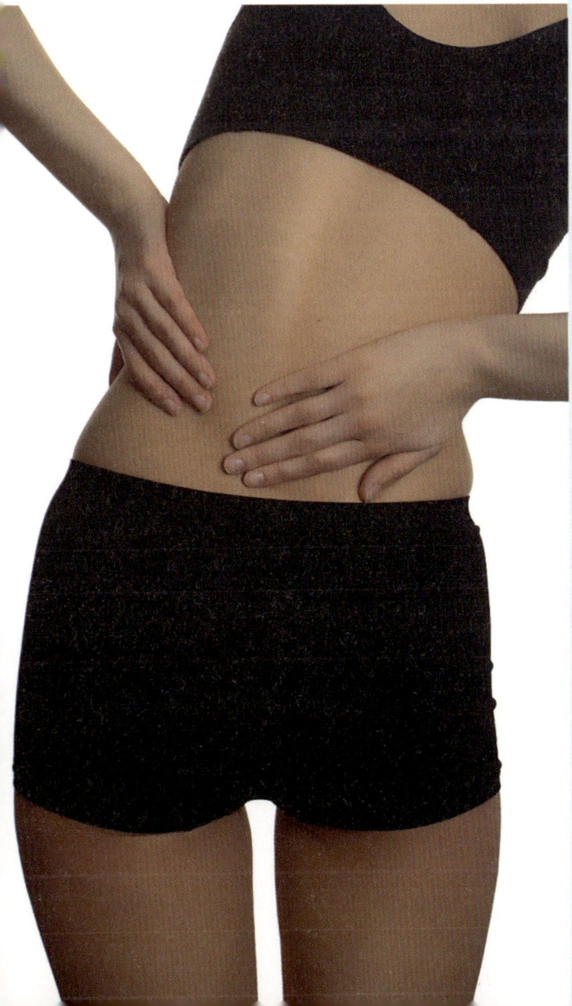

- Anlagebedingte Fehlbildungen; Niere; Blase; Harnleiter?
- Gab es Behandlungen bzgl. Nierenerkrankungen, Nierenbeckenentzündungen, Blasenentzündungen; Krankheiten der Harnröhre; Strikturen (Verengungen); wann?
- Neigung zur Steinbildung; wo; seit wann; Eingriffe?
- Bestehen Schmerzen, besondere Empfindung in einem dieser Organe; welcher Art; wann?
- Harninkontinenz; tagsüber, nachts, beim Niesen, Husten oder Lachen; bei Gemütserregung; während des Sports?
- Ist das Wasserlassen gestört?
- In welcher Weise ist der Strahl in der Form verändert?
- Wann können Sie auffallend schlecht Wasser lassen; bei Anwesentheid Fremder; sind Sie von einer bestimmten Körperhaltung abhängig; wann sonst?
- Besteht nächtlicher Harndrang; müssen Sie wegen Harndrang aufstehen?
- Erleben Sie manchmal vergeblichen oder übermäßig häufigen Harndrang?
- Beschaffenheit Ihres Urins: Farbe, Geruch, Beimengungen, Menge, scharf?
- Ist Ihr Harnsäurewert unauffällig?
- Bildet der Urin einen Bodensatz; welcher Art: rötlich, sandig, festhaftend, weißlich usw.?
- Hatten Sie schon einmal Absonderungen aus der Harnröhre; welcher Art: Farbe, Aussehen, Geruch; wann?
- Sonstige Störungen oder Auffälligkeiten?

Sexualität I Genitalien

Fragen und Hinweise

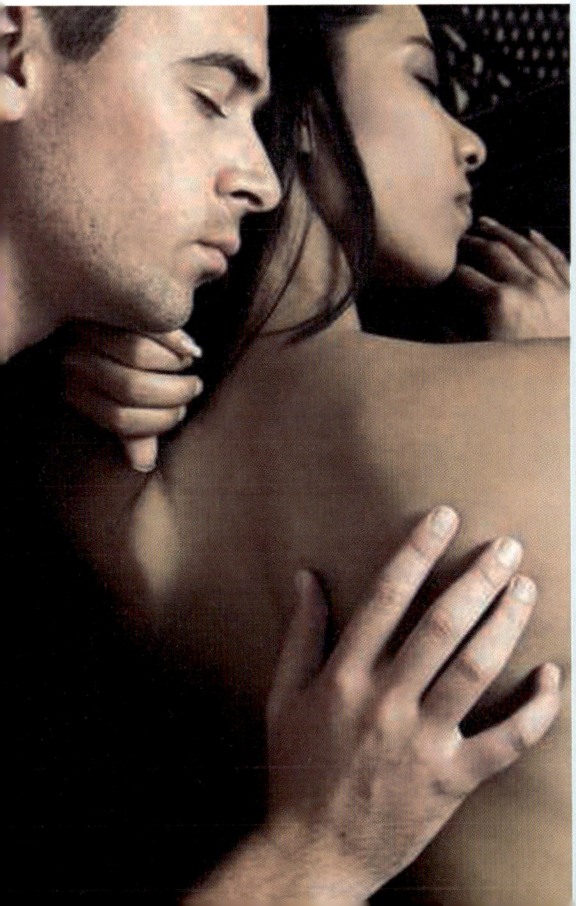

männlich

- Hodenhochstand; Pendelhoden; seit Geburt; erst später; Behandlung?
- Bestand eine Vorhautverklebung; Verklebung des Harnröhrenausgangs?
- Gab es eine Phimose; erfolgte eine Behandlung?
- Besteht oder bestand eine Neigung zu unwillkürlichen Absonderungen? Beschreiben Sie!
- Fischig riechende Ausdünstungen im Genitalbereich; wann?
- Hatten Sie schon einmal eine Hodenentzündung, Hydrozele, Nebenhodenentzündung, Prostataentzündung, Harnröhrenentzündung; wann; Ursache; welche Behandlung? Bitte beschreiben!
- Ist die Prostata vergrößert, verhärtet, schmerzhaft?
- Gab es schon einmal Entzündungen, Pilzinfektionen im Genitalbereich; wo; wann?
- Wurden Sie schon einmal wegen einer Pilzinfektion Ihrer Frau oder Intimpartnerin mitbehandelt? Genauere Angaben!
- Bestehen Probleme mit der Samenbeweglichkeit?

weiblich

- Zeitpunkt Ihrer ersten Regel (Menarche)?
- Nahmen oder nehmen Sie die Pille; seit wann; Verträglichkeit?
- Tragen Sie eine Spirale; wie ist die Verträglichkeit; Spirale eingewachsen?
- Beschreiben Sie kurz ihren (früheren) Zyklus; Abstand, Dauer, Zwischenblutungen, Stärke der Blutung, Regelmäßig keit, Aussehen, Farbe, Konsistenz, Geruch des Blutes, Aussetzung der Blutung?
- Veränderungen oder Beschwerden vor, unmittelbar, zu Beginn, während, nach der Regel? Genau beschreiben!
- Gab es Phasen, in denen die Regel ausblieb? Genauere Umstände beschreiben!

Sexualität I Genitalien

Fragen und Hinweise

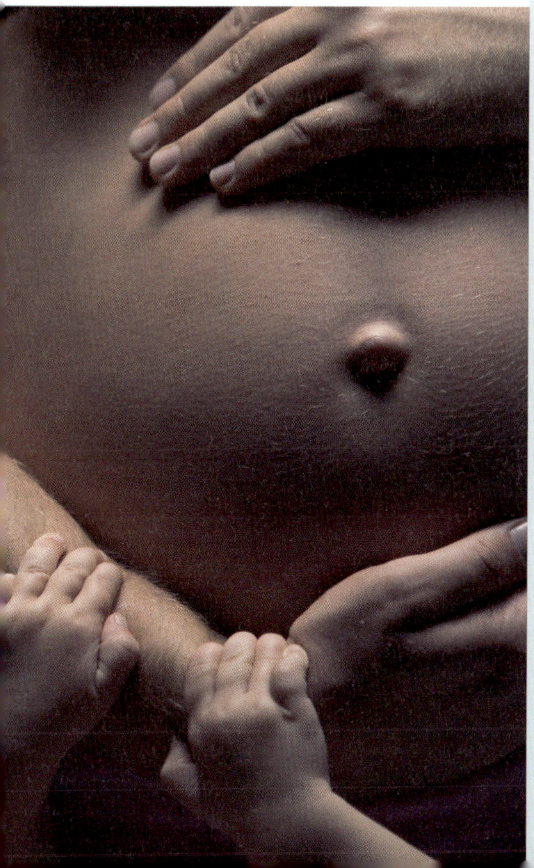

weiblich

- Traten mit Ausfall der Regel andere Beschwerden auf?
- Wechseljahresbeschwerden; wenn ja; seit wann; welche?
- Bestand oder besteht Ausfluß: Farbe, Menge, Art, Konsistenz (z.B. dünnflüssig, schleimig, zäh), Geruch (z.B. juckend, brennend, wundmachend); seit wann; schon vor der ersten Regel; wie häufig; früher?
- Hatten Sie schon einmal genitale Pilzinfektionen, Trichomonaden, Chlamydien, Candida, andere? Bitte beschreiben Sie Art, Empfindungen, Ausfluß und Geruch genau!
- Falls schon einmal Eierstockentzündungen, Eileiterverklebungen, Zysten bestanden; wann; wie äußerten Sie sich; welche Seite? Genauer beschreiben!
- Hatten Sie eine Gebärmutterentzündung; Myome; andere entzündliche Prozesse im Unterleib; evtl. Eingriffe; Operationen; wann; aus welchem Grund? Genau beschreiben!
- Anzahl der Schwangerschaften; gab es Beschwerden während dieser Zeit; wenn ja; welche; gab es Zwillingsschwangerschaften?
- Gab es während Ihrer Schwangerschaften irgendwelche Beschwerden: z.B. Eisenmangel, nächtliche Wadenkrämpfe, Knöchel- oder Beinschwellungen, Fingerschwellungen, Ausfluß, genitale Pilzinfektionen, Schwangerschaftserbrechen, Schlafstörungen, Ängste, besondere Gelüste, hat sich sonst etwas während dieser Zeit verändert?
- Lageanomalien des Kindes; der Placenta?
- Gab es Blutungen, vorzeitige Wehen während der Schwangerschaft; war eine Ausschabung erforderlich?
- War es nötig, die Placenta (Nachgeburt) operativ zu holen?
- Entbindung durch Kaiserschnitt; warum?
- Gab es Fehlgeburten; Eileiterschwangerschaften; Abtreibungen?
- Besteht eine Gebährmuttersenkung; Grund?
- Homosexualität?
- Sind Sie sterilisiert; besteht Kinderlosigkeit?

Sexualität I Genitalien

Fragen und Hinweise

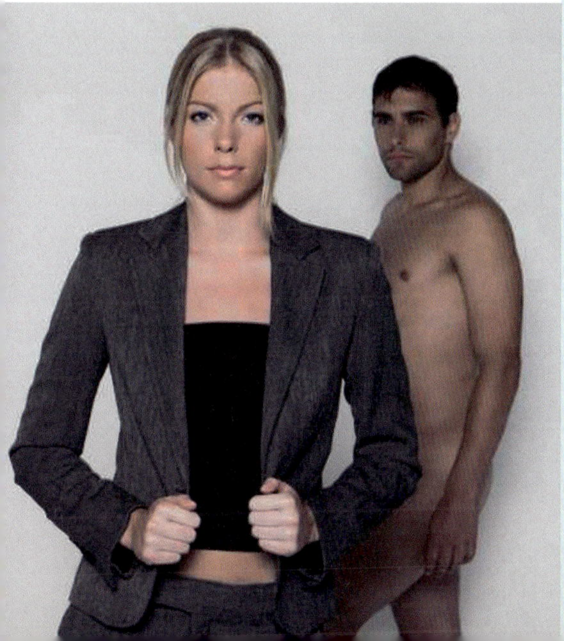

generell

- Hatten Sie schon einmal eine Lymphknotenschwellung im Leistenbereich; war sie schmerzhaft; bei welcher Gelegenheit?
- Leiden Sie öfter unter Juckreiz im Schambereich?
- Hautausschläge im Schambereich; wenn ja, bitte genauer beschreiben?
- Warzen, Feigwarzen, Condylome, Herpes im Genitalbereich, Filzläuse?
- Bestand je eine sog. Geschlechtskrankheit: Gonorrhoe (Tripper), Syphilis; wann; wie behandelt; sind bestimmte Beschwerden erst seitdem aufgetreten; wenn ja, welche?
- Hatten Ihre Intimpartner (incl. der früheren) mit Feigwarzen, ständige Entzündungen im Urogenitalbereich, Herpes genitalis, Geschlechtskrankheiten zu tun?
- Morbus Reiter?
- Das sexuelle Verlangen (Libido) ist: deutlich gesteigert, auffallend vermindert, die Lust fehlt total; Neigung zur Masturbation; Abneigung gegen den Geschlechtsverkehr; (Grund)?
- Traten beim Verkehr jemals Schwierigkeiten irgendwelcher Art auf?
- Mußten Sie unangenehme, ja sogar traumatische Erlebnisse durchmachen; wenn ja, welche?
- Sonstige Besonderheiten oder Auffälligkeiten im Genital- oder Sexualbereich?

EINTRAG

Rücken

Fragen und Hinweise

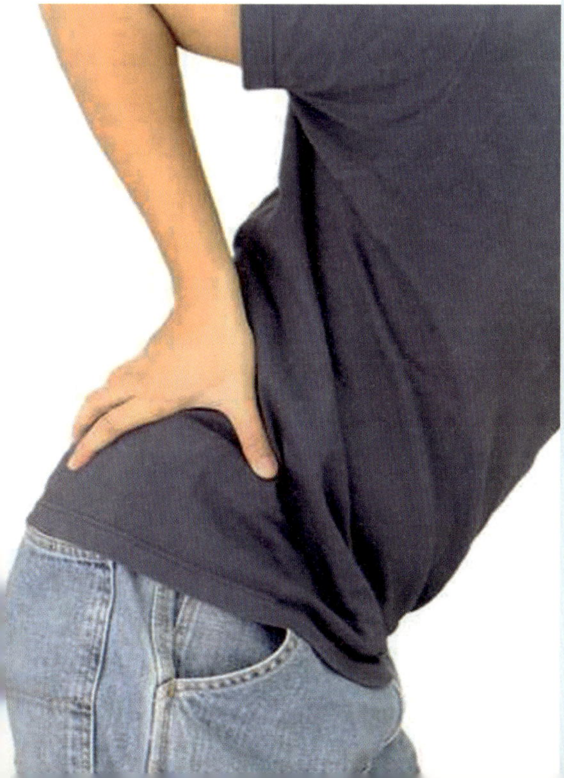

- Beschwerden im Rücken; wo; welcher Art?
- Zu welcher Tages- oder Nachtzeit treten die Beschwerden speziell auf?
- Wie ist es beim Gehen, Stehen, Umdrehen, Liegen, Aufstehen, Heben, Beugen?
- Gibt es eine auslösende Ursache?
- Was lindert die Beschwerden; was verschlimmert sie?
- Bestehen im Zusammenhang mit den Rückenbeschwerden noch andere Störungen im Organismus; welche?
- Sonstige Erscheinungen oder Empfindungen im Rückenbereich?

Gliedmaße

Fragen und Hinweise

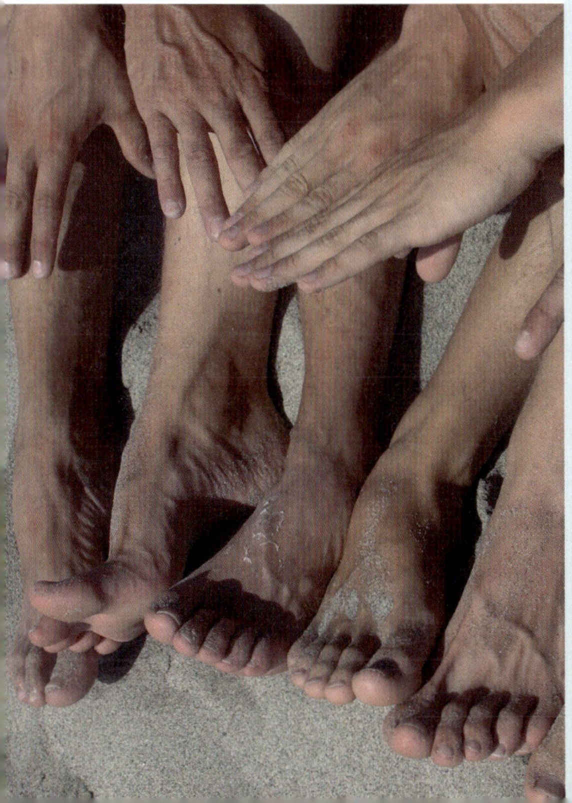

- Wie ist Ihre Muskulatur: hart, fest oder im Gegenteil weich schwammig, sind Sie fettgepolstert; wo besonders?
- Wirbelsäulenveränderungen z.B. Skoliose; Haltungsanomalien; Trichter- oder Hühnerbrust?
- Hatten Sie schon Knochenauswüchse (Exostosen); Knochenverbildungen; Überbeine; Knochenerweiterungen; wo; seit wann?
- Trat bei Ihnen frühes, schnelles Längenwachstum auf?
- Gab es früher Wachstumsschmerzen; jetzt noch Wachstumsschmerzen; wo; wann?
- Knochenbrüche oder Gelenkserkrankungen?
- Bestand als Säugling Hüftgelenksdysplasie; Fußfehlstellungen; welche; genaue Beschreibung; erfolgte Behandlung?
- Leiden Sie unter Arthrose; wo?
- Kommt es bei Ihnen zu häufigem Verstauchen der Fußgelenke; früher?
- Phasen von motorischer Unsicherheit; Stolperneigung; Fallneigung; Ungeschicklichkeit der Hände oder Beine?
- Sonstige Störungen oder Auffälligkeiten?

EINTRAG

Extremitäten I Nägel

Fragen und Hinweise

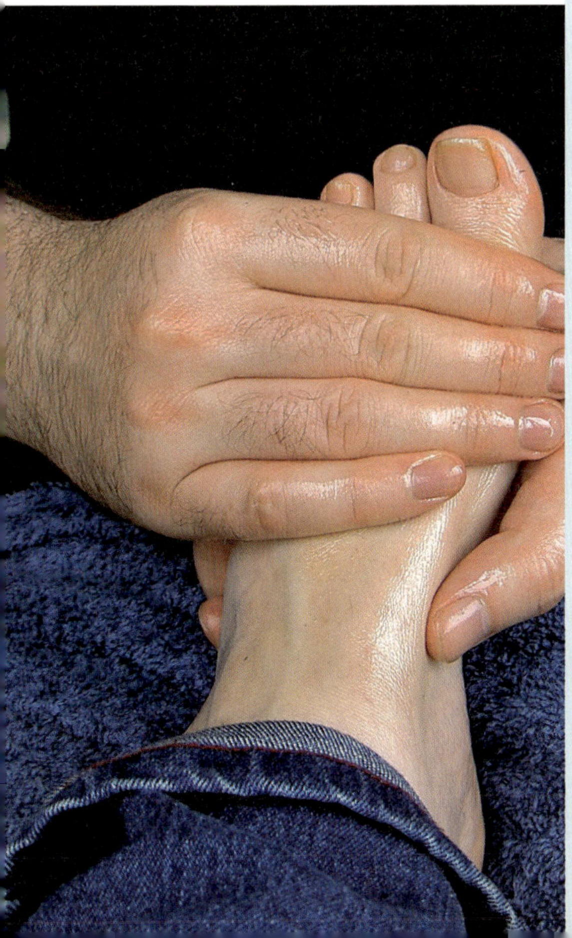

- Leiden Sie an kalten Händen und Füßen; evtl. nur einseitig?
- Sind eher nur Ihre Finger, Waden, Zehen kalt; andere Körperteile?
- Kennen Sie Handteller- oder Fußschweiß bei sich; übelriechend?
- Wurde Ihr Fußschweiß behandelt; wenn ja, wie?
- Beschaffenheit der Haut Ihrer Hände und Füße?
- Treten öfter Risse in den Fingerkuppen oder -gelenken auf?
- Finger- und Fußnägel: Flecken, Rillen, Dellen, Verfärbungen, eingewachsen, nach oben gewölbt, spröde, brüchig, hart, weich etc.? Beschreiben sie!
- Gab oder gibt es rissige, eitrige Nagelbetten (Panaritium), Niednägel?
- Wurden Sie wegen eingewachsener Zehennägel behandelt?
- Nach oben gebogene Nägel (wie ein Löffel); evtl. leicht; sind Ihre Nägel sehr flach, fast ohne Wölbung?
- Kauten oder kauen Sie an den Fingernägeln, Zehennägel; reißen sie die Haut um die Nägel ab?
- Nagelpilze oder Fußpilze, die behandelt wurden?
- Bestehen Gichtknoten an den Händen und Füßen?
- Beinfärbungen; wo; wann; wie?
- Hatten Sie schon einmal in den Beinen, Unterschenkeln, Füßen eine auffallende Unruhe?
- Gab oder gibt es Schwellungen, Ödeme; wann und wo genau?
- Haben sie öfter schwere Beine?

EINTRAG

Extremitäten I Nägel

Fragen und Hinweise

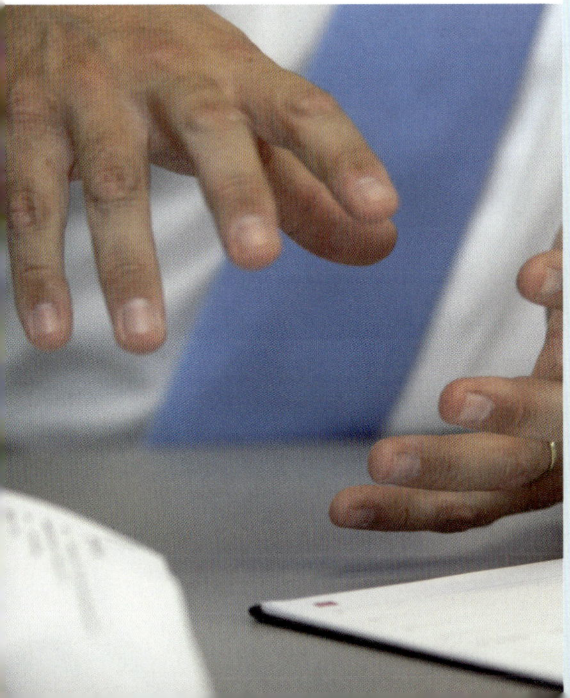

- Hatten oder haben Sie öfter Wadenkrämpfe; wann; während der Schwangerschaft?
- Bestehen Krampfadern; kam es zu Venenentzündungen;
  wurde bereits operiert oder verödet?
- Hatten oder haben Sie Krampdadergeschwüre?
- Hitzegefühle an den Händen und Füßen; wann besonders; wie ist das nachts (werden die Füße aus dem Bett gestreckt)?
- Bestehen oder bestanden Mißempfindungen (wie z.B. Kribbeln, Taubheitsgefühl, Einschlafen) an den Armen, Händen, Beinen, Füßen; wann; welcher Art?
- Besondere Empfindlichkeit der Fußsohlen (z.B. beim Barfußgehen über Steine); besonders kitzelig?
- Hühneraugen?
- Treten öfter Gliederschmerzen auf; wo; einseitig; wechselseitig, wandernd; Auslöser; bei welchen Gelegenheiten; genau beschreiben?
- Rheumatismus; Arthritis; Arthrose, Gicht? Beschreiben Sie!
- Auffälliges Knacken und Krachen der Gelenke?
- Leiden oder litten Sie unter Ischiasbeschwerden?
- Schleimbeutelentzündungen; Sehnenscheidenentzündungen; Sehnenschmerzen; wo; wann; Ursachen?
- Haben Ruhe, Bewegung, Anstrengung, Sport, Witterung und anderer Einfluß auf Ihre Beschwerden?
- Bemerken Sie sonst noch auffällige Erscheinungen oder Empfindungen an den Gliedmaßen; an welchen Partien speziell; zu welcher Zeit; bei welchen Anlässen; was verschlimmert oder verbessert?
- Sonstige Auffälligkeiten?

Haut I Schleimhäute

Fragen und Hinweise

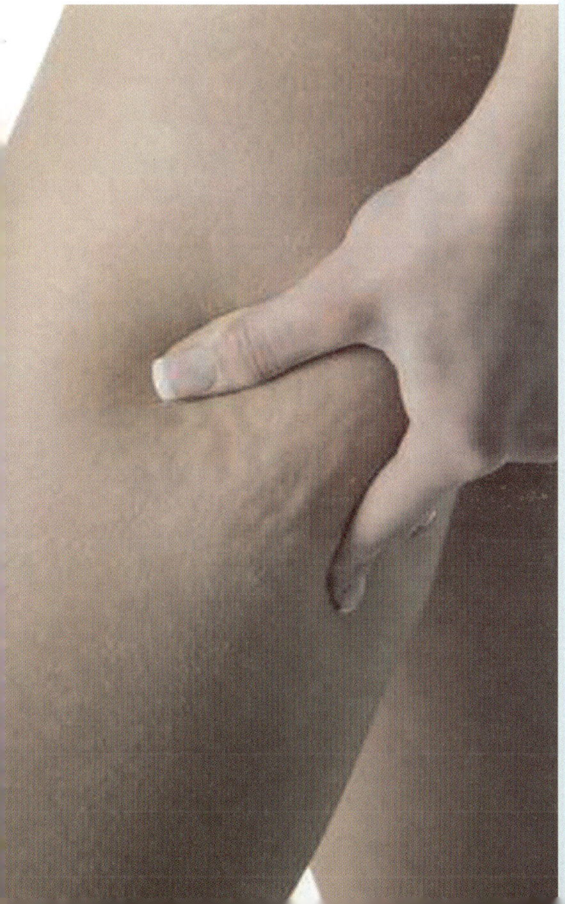

- Ist Ihre Haut: trocken, schuppig, rissig, schlaff, runzlig, rauh, rot, pickelig, empfindlich, glänzend; wo; wann?
- Werden Sie schnell braun oder so gut wie gar nicht?
- Bestehen Muttermale; braune, rote Flecken, behaarte Male, Leberflecken; Feuermale; stecknadelkopfgroße bis linsengroße blutrote Male; wo; wieviele?
- Traten Warzen auf; seit wann; wo; blutend, schmerzhaft; Form und Art beschreiben?
- Haben Sie gestielte kleine Fleischwärzchen (z.B. Achseln, Brust, Rücken, Hals)?
- Entfernung von Warzen oder Hautmalen; wie?
- Litten oder leiden Sie an Hautausschlägen; Neurodermitis, Psoriasis, (Schuppenflechte); Akne (eitrig, schmerzhaft), Herpes, Gürtelrose, Urticaria (Nesselsucht), Mitesser, Furunkel, Abszesse, Ekzeme, Hautpilz, kreisrundes Ekzem, Lipome, andere; früher; wo; seit wann; wodurch besser bzw. schlechter geworden? Genau beschreiben!
- Trat Jucken ohne Hautausschläge oder nichtjuckende Hautausschläge auf?

Haut I Schleimhäute

Fragen und Hinweise

- Zeitpunkt der Hautausschläge; nur im Winter, Sommer, periodisch, mensesbedingt?
- Besteht eine Beziehung der Hautausschläge zu anderen Beschwerden; welche?
- Registrieren Sie Allergien irgendwelcher Art bei sich; seit wann; wodurch; wie behandelt?
- Kratzen Sie sich schon einmal blutig?
- Bestanden Wucherungen sog. „wildes Fleisch“; wo; seit wann?
- Vermehrte Körperbehaarung; wo; schon als Säugling (z.B. Rückenbehaarung, Flaum entlang der Wirbelsäule)?
- Trat schon einmal ein vermehrtes Ausfallen bzw. der vollständige Verlust Ihrer Körperbehaarung auf?
  Genauer beschreiben!
- Reaktionen auf Insektenstiche; gibt es deutliche Anzeichen einerlokalen oder allergischen Überreaktion; seit wann?
  Genau beschreiben!
- Beschaffenheit Ihrer Schleimhäute; große Trockenheit; reichliche Absonderung; Farbveränderung? Beschreiben Sie?
- Sonstige Auffälligkeiten und Empfindungen?

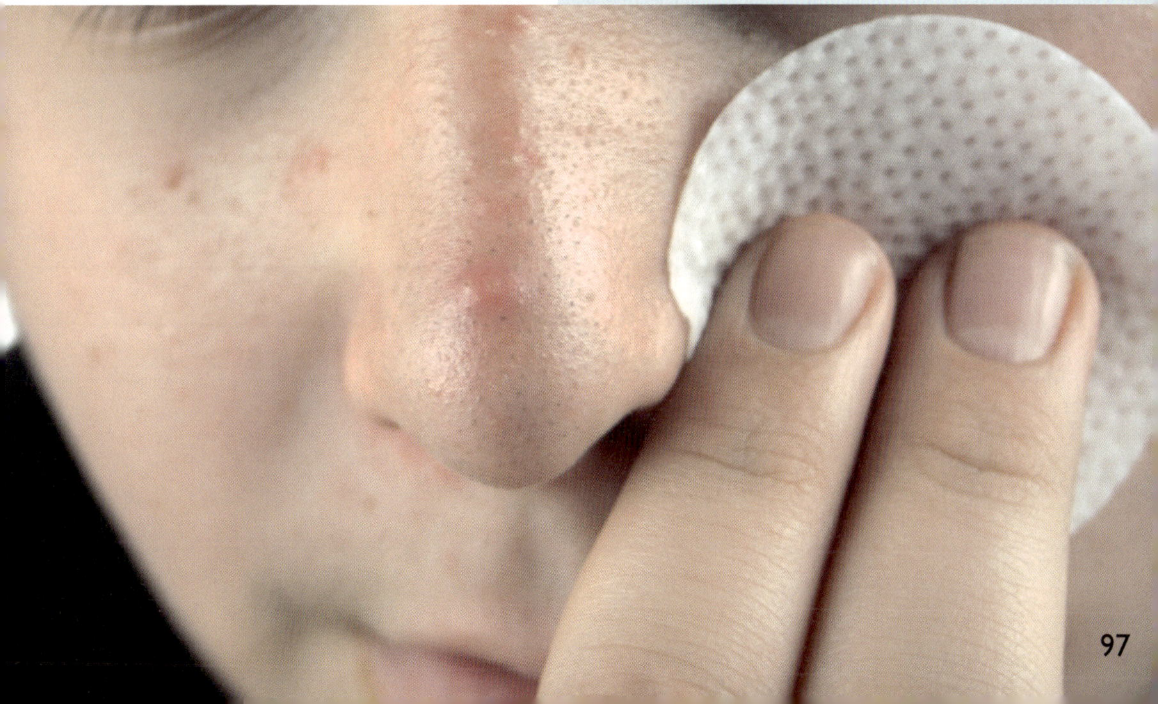

Schweiß

Fragen und Hinweise

- Schwitzen Sie leicht oder kaum?
- Schwitzen Sie nur an bestimmten Stellen: Kopf, Stirn, Hinterkopf, Hals, Hände, Handteller, Füße, Achseln, Genitalbereich?
- Gab oder gibt es Auffälligkeiten bzgl. Geruch, Beschaffenheit, Menge des Schweißes?
- Vertragen Sie Deodorants?
- Sonstige Auffälligkeiten?

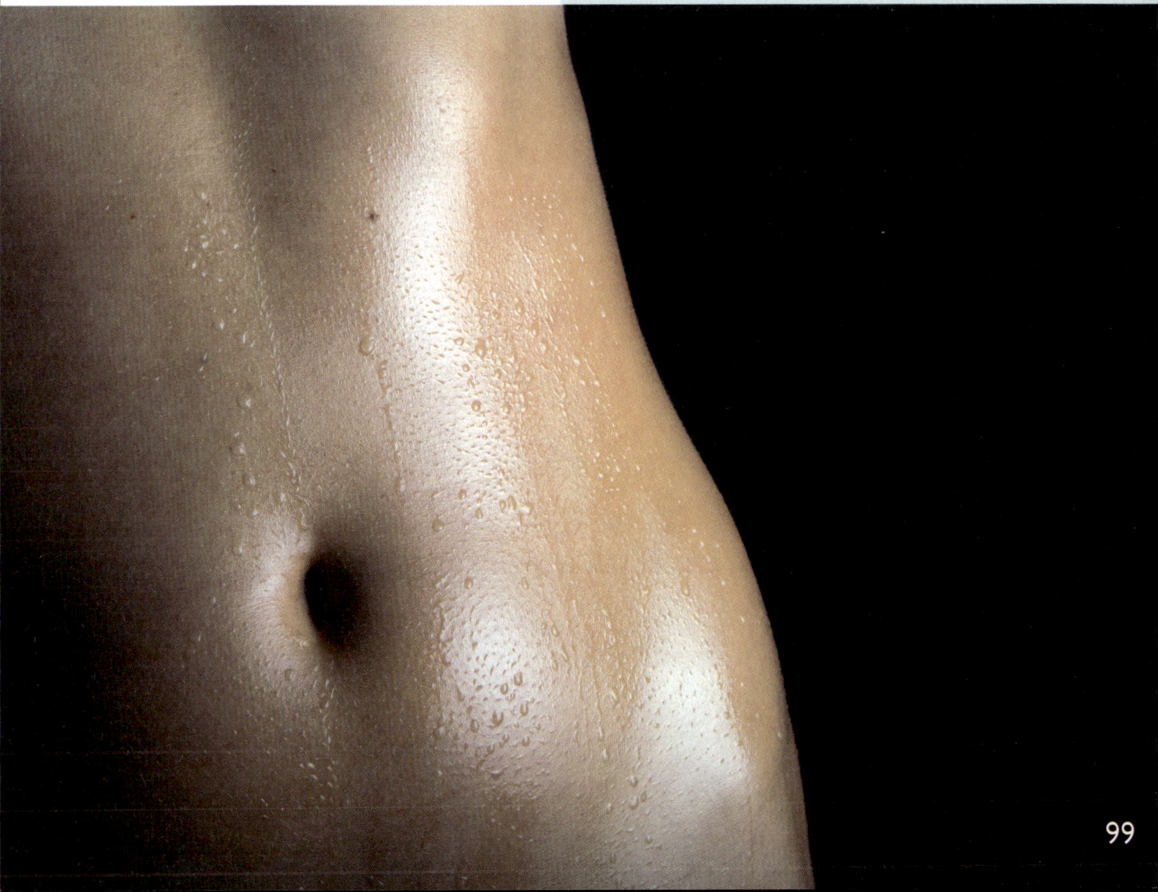

EINTRAG

Wundheilung
Fragen und Hinweise

- Besteht eine Neigung zu blauen Flecken, schon beim geringsten Stoß?
- Wie verläuft die Wundheilung: normal, srark verlangsamt, mit Eiterungsneigung, häufiges Wiederaufbrechen von Wunden
- Vertragen sie sog. invasive Eingriffe, wie z.B. Punktionen, Katheder etc.?
- Kam es nach Operationen zu Komplikationen? Beschreiben Sie!
- Besteht eine mehr oder minder ausgeprägte Blutungsneigung?
- Verändert sich Narbengewebe überschießend (Keloidbildung); eingezogen bläulich oder sind Narben, Geschwüre glänzend?
- Sonstige Auffälligkeiten?

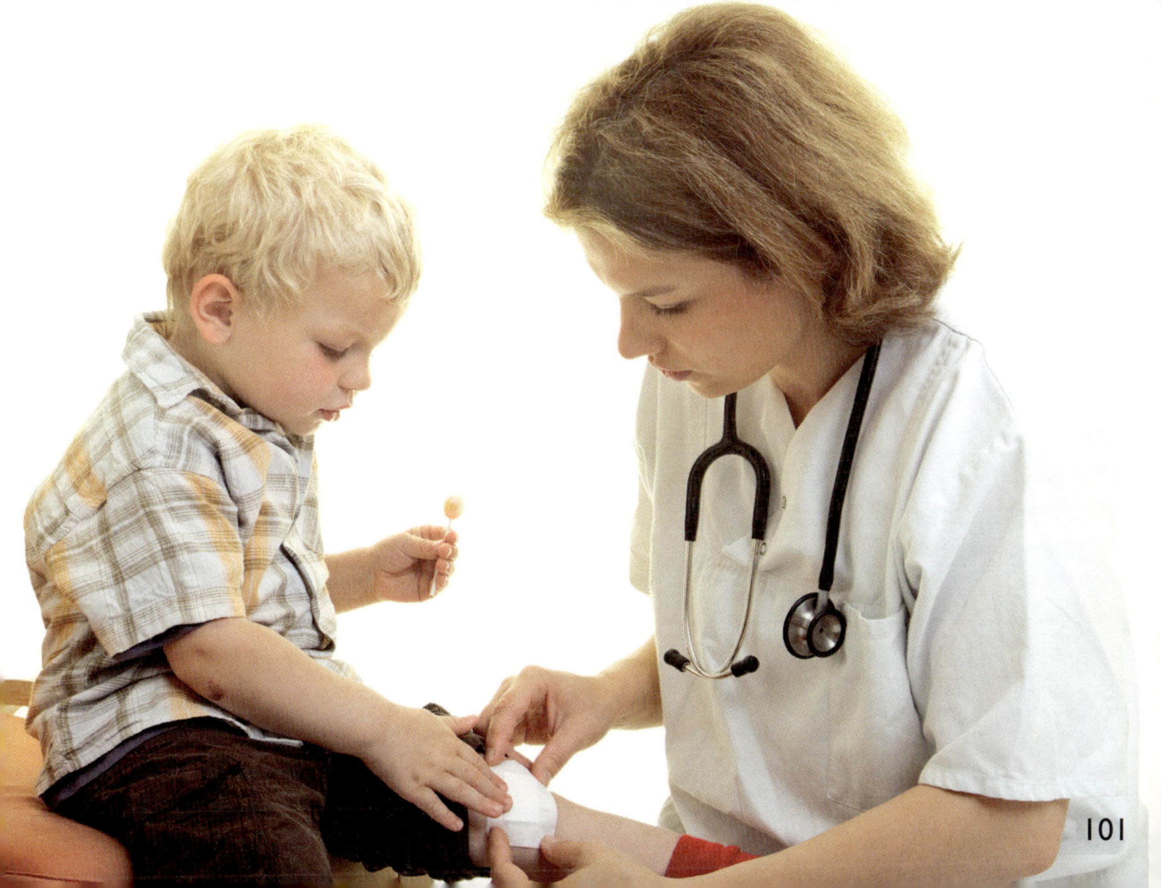

EINTRAG

Gemüt I Wesen

Fragen und Hinweise

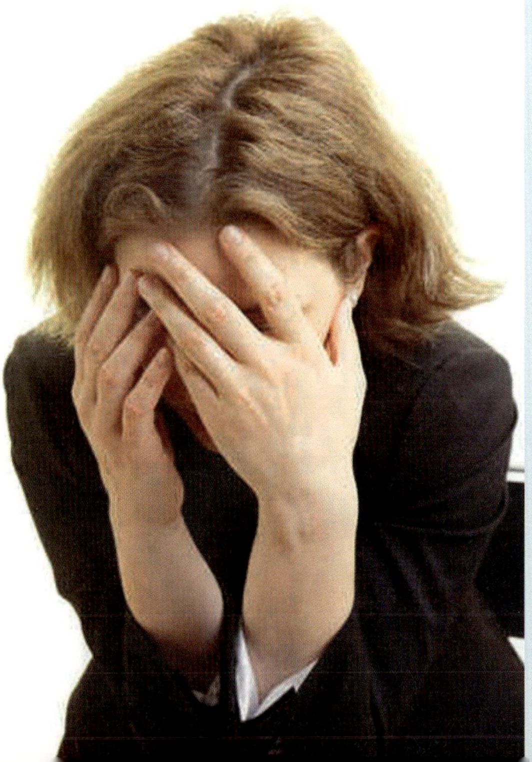

- Besteht leicht Ermüdung?
- Kann es passieren, daß Sie leicht erregbar, ja sogar übererregbar sind; wie leicht?
- Sind Sie auffallend schreckhaft; wobei; wovor?
- Gibt es Ängste; wann treten diese auf; welche?
- Gab oder gibt es unerklärliche, eigenartige Ängste?
- Kennen Sie ausgeprägte Angst (bzw. gewissen Respekt) vor Spinnen, Insek ten, Hunden, Katzen, Pferden, Einbre chern oder Räubern; wie reagieren Sie?
- Hatten Sie als Kleinkind: Angst vor Dunkelheit, vor dem Alleinsein, vor Einsamkeit?
- Beschäftigte Sie phasenweise eine Angst vor Krankheit, Krebs, AIDS, Bakterienangst, Angst, verrückt zu weden?
- Leiden Sie an einer Angst vor Wasser, fließendem Wasser, Schwimmen in tiefem Wasser?
- Erwartungsspannung; Erwartungsangst; Prüfungsangst; früher? Genauer beschreiben!
- Fürchten oder fürchteten Sie sich abends im Dunkeln vor Geistern, Gespenstern und Räuber?
- Wann und wie oft gehen Sie zum Arzt?
- Wie ist Ihr Befinden, wenn Sie an Ihre Krankheitsentscheidungen denken?
- Haben Sie ein ausreichend ausgeprägtes Selbstwertgefühl?
- Würden Sie sich als schüchtern bezeichnen; früher?
- Besteht oder bestand eine Neigung zu depressiven Verstimmungen; sind Sie schon einmal als interovertiert bezeichnet worden?
- Gab es schon einmal Phasen tiefster Depressionen in Ihrem Leben; wann; Ursache bekannt?
- Hatten Sie schon einmal andere Ge mütsverstimmungen (sog. Psychosen etc.)? Bitte beschreiben!
- Wie steht es mit Ihrer Ausgelassenheit, Fröhlichkeit?
- Leiden andere unter Ihren Stimmungswechseln?

Gemüt I Wesen

Fragen und Hinweise

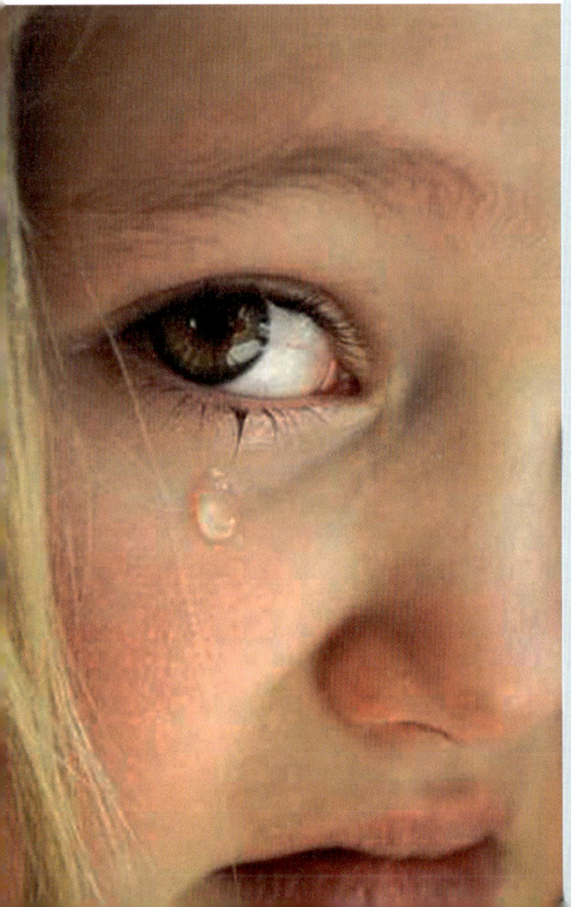

- Wie ist Ihr Verhältnis zu Ihren Kindern; Ihrer Familie; Ihren Eltern; Ihren Geschwistern? Gründe dafür?
- Der größte Kummer in Ihrem bisherigen Leben war ?
- Dinge, über die Sie mit keinem anderen sprechen, die Sie noch niemandem anvertraut haben, die Sie jedoch beschäftigen, Ihnen zu schaffen machen?
- Was beschäftigt Sie Tag und Nacht; wie geht es Ihnen dabei?
- Gab es etwas in Ihrem Leben, das Sie als das Allerschlimmste, das Sie je erlebt haben, bezeichnen würden; wie haben Sie es empfunden; wann war das; gibt es Beschwerden, Probleme seit dem?
- Finden Sie schnell Kontakt zu anderen oder sind Sie lieber allein?
- Ihr Verhalten bei fremden Menschen, in fremder Umgebung; besitzen Sie ein intensives Mitgefühl; sind Sie mitleidend?
- Würden Sie sich als eifersüchtig bezeichnen; meinte dies schon einmal eine andere Person?
- Kennen Sie das Gefühl von Haß gegen jemanden oder irgendetwas? Genauer beschreiben
- Was können oder wollen Sie über ihre Beziehung zu Ihrem Partner(in) erwähnen?
- Wie ist Ihre Einstellung zu Tieren; übergroße Tierliebe?
- Wie groß ist Ihr Bedürfnis im Mittelpunkt zu stehen?
- Lieben Sie Musik; singen oder tanzen Sie gerne?
- Wie reagieren Sie, wenn Ihnen widersprochen wird?
- Reagieren Sie auf Vorwürfe und Tadel empfindlich, abweisend, leicht beleidigt, etc.?
- Wird Ihnen Hochmut, Selbstsucht, Egoismus nachgesagt; wie ist Ihre eigene Einschätzung?
- Besteht eine Neigung zu Zorn- oder Wutausbrüchen?
- Was lösen schlechte Nachrichten bei Ihnen aus?
- Sind Sie sehr ordentlich evtl. sogar pedantisch?
- Leiden Sie an zwanghaften Gedanken; wenn ja, welcher Art?
- Welchen Hobbys gehen Sie nach?

Gemüt I Wesen

Fragen und Hinweise

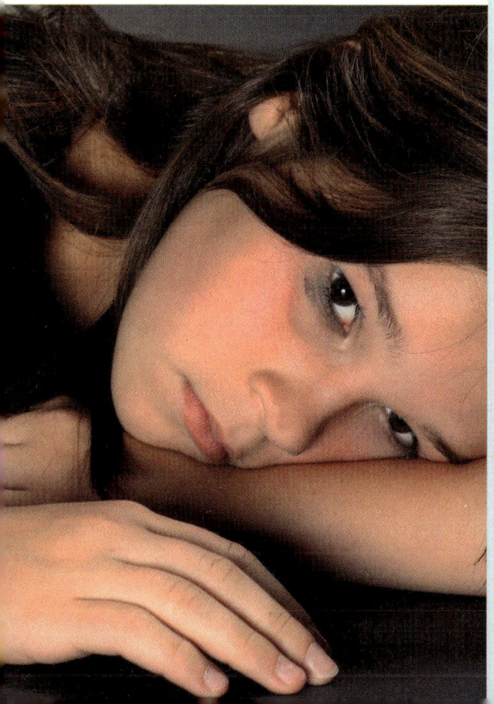

- Sind Sie und andere mit Ihrer Konzentrationsfähigkeit zufrieden?
- Gab oder gibt es Lernprobleme: rechnen, lesen, schreiben etc.?
- Müssen Sie sich anstrengen, sich nicht zu ver sprechen, nicht zu verschreiben, die richtigen Worte zu finden, Sätze zu beenden?
- Wie steht es um Ihre Gedächtnisleistung; bestehen Teilleistungsstörungen (z.B. für Zahlen, Namen, gerade Gelesenes etc.)?
- Welche Reaktionen auf Enttäuschungen, Kummer kennen Sie von sich? Lassen Sie sich sofort trösten oder ziehen Sie sich zunächst zurück, um alleine damit fertig zu werden; wie reagieren Sie auf Zuspruch?
- Bei welchen Gelegenheiten weinen Sie; weinen Sie sehr schnell?
- Sind Sie schnell unruhig, ruhelos?
- Wie geht es Ihnen, wenn Sie einige Zeit warten müssen; sind Sie oft ungeduldig?
- Besteht oder bestand eine Neigung zu Selbstvorwürfen, Gewissensbissen, Schuldgefühlen; weshalb?
- Eigenbrötler, Geizhals, Nörgler - werden Sie ab und zu so betitelt; wie ist Ihre eigene Meinung
- Sind Sie als Widerspruchsgeist bekannt
- Neigung zu Lebensüberdruß, Selbstmordgedanken? Bitte genauere Angaben!
- Kennen Sie Vorahnungen, einen sog. sechsten Sinn; nehmen Sie Stimmungen sehr schnell auf; besteht eine gewisse Hellsichtigkeit?
- Würden Sie sich als religiösen Menschen bezeichnen; inwiefern?
- Sind Sie fast immer in Eile, Hast?
- Wie ausgeprägt ist Ihr Selbstvertrauen?
- Treten manchmal Sinnestäuschungen auf? Wenn ja, beschreiben Sie diese!
- Gibt es etwas Sonderbares, Kurioses, Widersprüchliches, Dinge, an die Sie sich schon gewöhnt haben?
- Beschreiben Sie sich kurz selbstkritisch; führen Sie hierzu alles auf, was Ihnen wichtig er scheint. Das können Dinge aus Ihrer Kindheit sein, etwas über Ihre Eltern, Ihre Geschwister, Ihre Freunde, alle Ihre Hoffnungen, Ängste, Erlebnisse, Gefühle etc. - alles, was Ihnen zu sich selbst einfällt. Lassen Sie sich von Ihren spontanen Impulsen leiten!

3. AKTUELLES KRANKHEITSGESCHEHEN

Nachdem nun die genetischen Startbedingungen bekannt sind - auch der Entstehungsweg der Beschwerde aufgezeigt ist - fehlt nur noch die aktuelle Ausformung der Krankheitsbelastung, sprich, der krankheitliche „Jetzt-Zustand“.

In der homöopathischen antimiasmatischen Konstitutionskur wird - vorausgesetzt, man hat das jeweilig richtige Mittel gefunden - die chronische Belastung abgetragen und zurückgedreht.

Damit kann aber nur dort begonnen werden, wo man jetzt steht, also ausgehend von dem „Jetzt-Zustand“.

Deshalb ist gerade hier die Beobachtung und Wahrnehmung für die homöopathische Mittelfindung so wichtig. Auch hier soll bei der Eintragung der aktuellen Beschwerden des Jetzt-Zustandes nach dem Schema des „Vollständigen Symptoms“ verfahren werden.

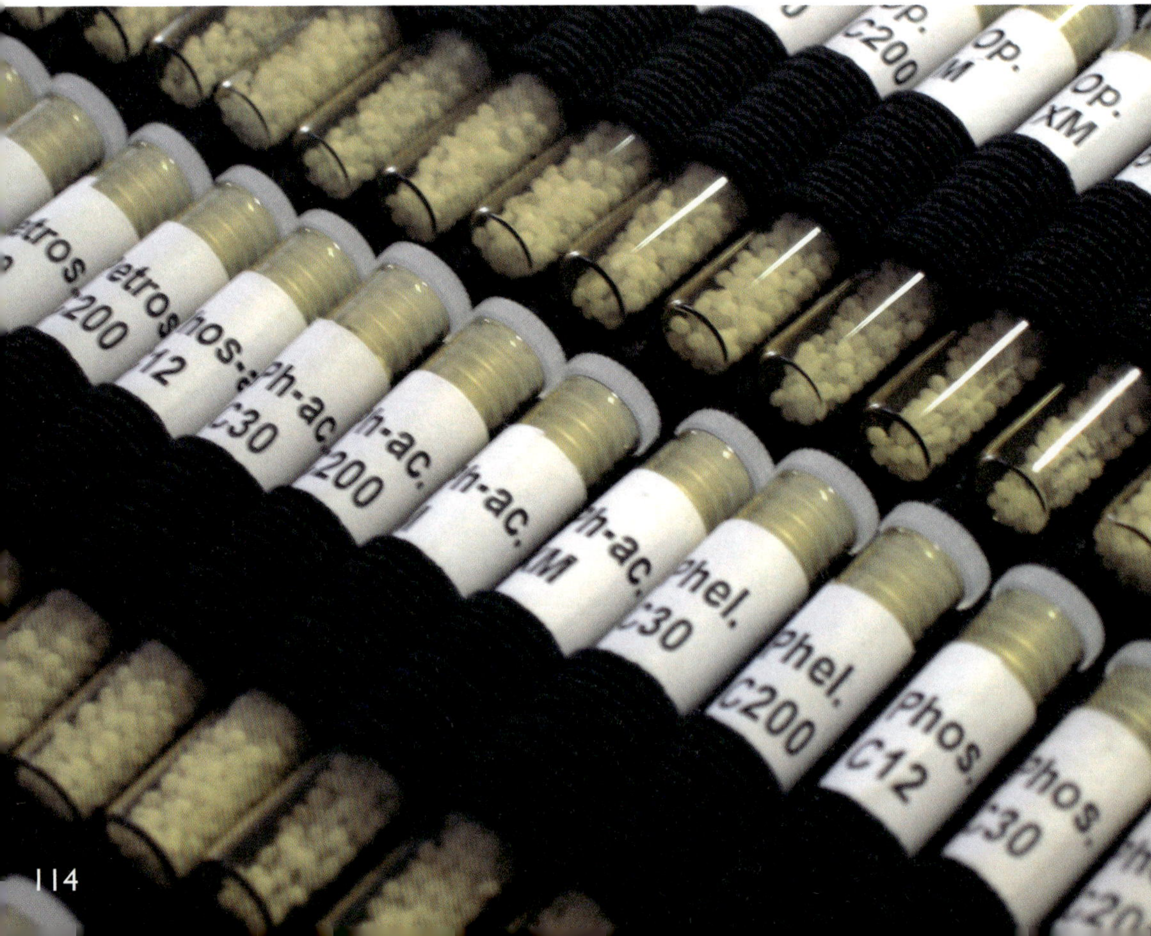

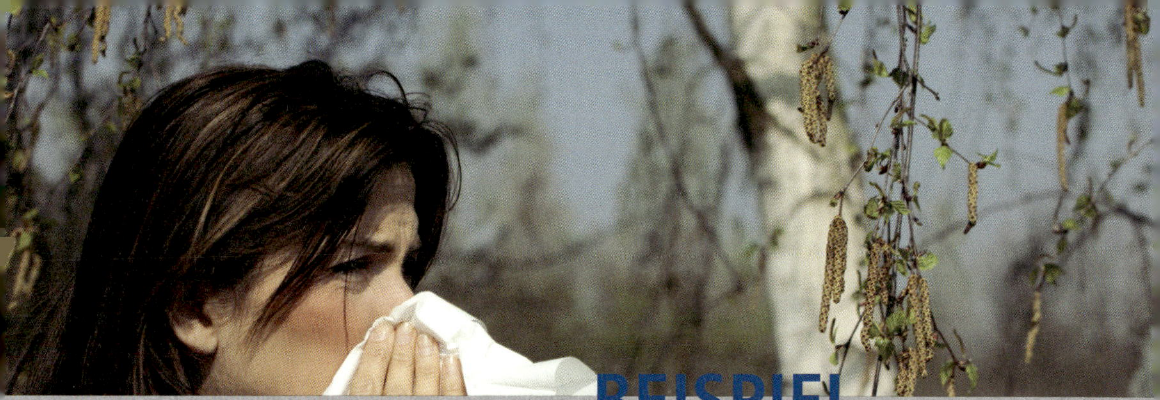

BEISPIEL

Was die momentanen Beschwerden der Heuschnupfenpatientin (siehe S.15) betrifft, würde die Eintragung auf dieser Seite wie folgt aussehen:

Aktuelle Heuschnupfen-Symptomatik:

Niesanfälle; die Augen sind gerötet und brennen stark, was sich durch Reiben verschlechtert.

Gleichzeitig besteht ein höchst unangenehmes Jucken am Gaumen.

Es beunruhigt sie, dass Sie mittlerweile unter erschwerter, ziehender Atmung leidet, was aber eigentlich nur nach Mitternacht auftritt und Sie dann aus dem Bett treibt.

Dabei entsteht eine große innere Unruhe. Sie hat dann zusätzlich das Bedürfnis, etwas Kaltes zu trinken.

Bitte die momentanen Beschwerden auf den umliegenden Seiten eintragen!

Fragen zur aktuellen Krankheit

- Was haben Sie (Klinische Diagnose)?
- Wo haben Sie Beschwerden?
- Welche deutlichen Beschwerden bestehen dabei?
- Was spüren Sie davon?
- Welcher Art sind Sie?
- Wodurch wurden oder werden Ihre Beschwerden ausgelöst? Gibt es eine Ursache?
- Was hat sich seit Ihrer Krankheit sonst noch verändert?
- Was verbessert oder verschlechtert die Beschwerden?
- Wann; seit wann; wie oft; zu welcher Zeit haben Sie Ihre Beschwerden?
- Gibt es Erscheinungen, die immer mit Ihren Beschwerden auftreten oder eben seit dieser Zeit bestehen?
- Was seitdem noch?

2.KAPITEL

Homöopathie Begleitbuch

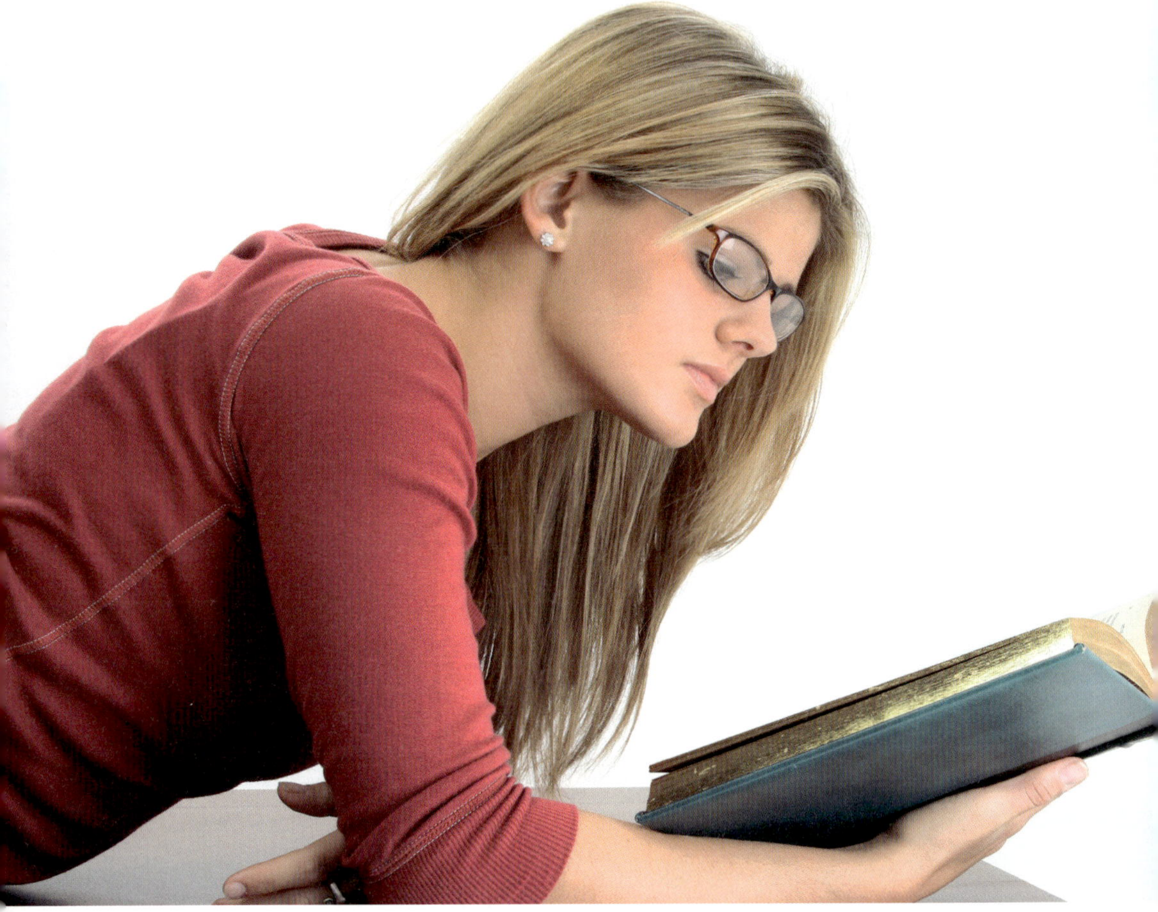

Dieser zweite Teil des Buches wird dann relevant, wenn man eine homöopathisch-miasmatische Kostitutionskur beginnt. In das Begleitbuch sollen Veränderungen, Reaktionen oder Erscheinungen, die durch oder während der klassisch-homöopathischen Konstitutionskur auftreten, eingetragen werden. Es ist so angelegt, dass es Platz für Eintragungen über einen längeren Einnahmezeitraum bietet.

Immer wieder kam es in der alltäglichen Praxis vor, dass Patienten mit irgendwelchen Zettelchen oder ganzen Kalendern zu den Terminen erschienen und es nur sehr schwer gelang, die Abläufe während der Einnahmezeit daraus zusammenzutragen und zu interpretieren. Es konnte immer wieder passieren, dass aufgrund der langen Zeiträume zwischen den einzelnen Terminen das eine oder andere Symptom nicht mehr ganz bewußt war oder vergessen wurde. Durch solche und andere Vorgänge war eine objektive Beurteilung des angestrebten Gesundungsprozesses und die sich letztlich daraus ableitende weitere Mittelverordnung und -auswahl nicht gut durchführbar. Somit konnte die Heilung gar nicht oder erst verspätet eintreten.

Diesen Problemen kann nun mit diesem Buch Abhilfe geleistet werden. Durch die Therapie-Dokumentationshilfe kann man alle Erscheinungen an ein und derselben Stelle festhalten und hat zu den Terminen mit einem Griff alles parat.

Weiterhin erhöht sich mit dem sorgfältigen Führen des Buches die Wahrscheinlichkeit, dass der Homöopath den Fall besser verstehen und dadurch richtig verordnen kann.

Da dieses Buch dem Patienten gehört und immer bei ihm bleibt, ergibt sich daraus ein weiterer Vorteil. Man weiß dadurch und kann kontrolieren, welche Homöopathika verabreicht wurden. Dies ist umso wichtiger, da Homöopathen manchmal ein Geheimnis daraus machen. Es sollte darauf bestanden werden, zu erfahren, welche Mittel man einnimmt, denn es geht schließlich um die eigene Gesundheit.
Für den Fall, dass man aus irgendwelchen Gründen den Homöopathen wechseln muß oder will, weiß man dadurch und auch der neue Therapeut, welche Mittel, mit welcher Reaktion und welchem Erfolg angewandt wurden. Dies ist für eine kontinuierliche und erfolgreiche homöopathische Heilung wichtig und vorteilhaft und sollte eigentlich von allen Homöopathen begrüßt und gefordert werden.

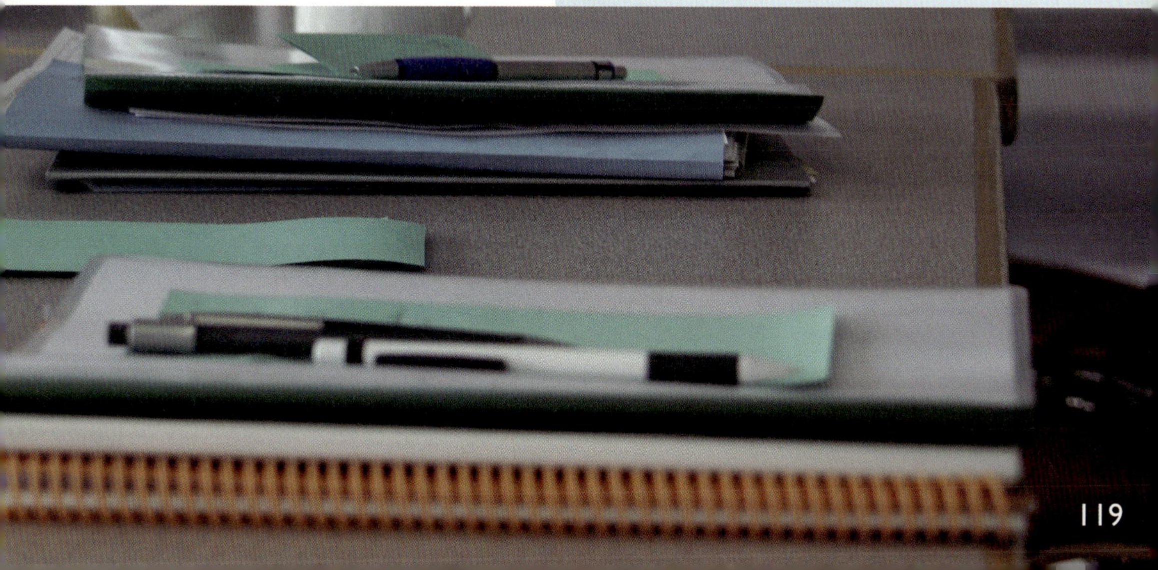

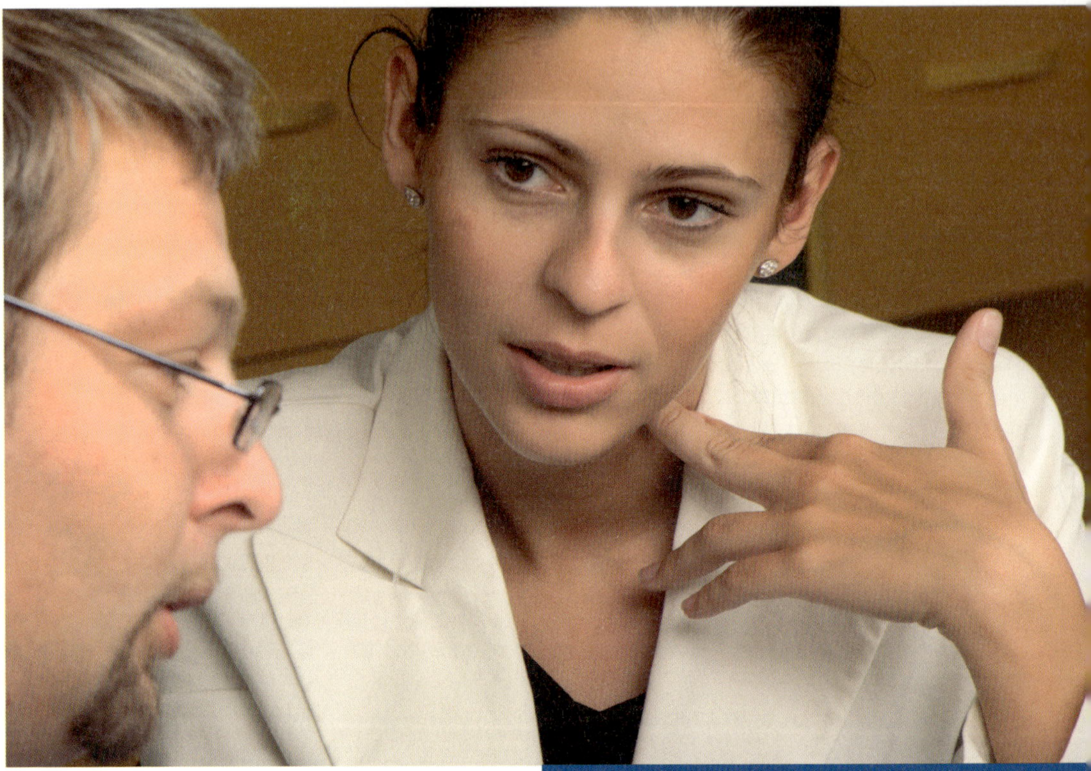

Beginn der Therapie

Name des Homöopathen

Praxisanschrift

Einnahmehinweise

Wenn homöopathische Einzelmittel nach den Regeln der klassischen Homöopathie ausgewählt wurden, heißt das unter anderem, dass nur ein klassischer Homöopath die Verordnung beurteilen und verstehen kann. Für den Fall, dass anderweitige Informationen bzgl. Mittelwahl und Therapie verwirrten oder verunsicherten, kann man sich an ihn wenden.

Die folgende Auflistung stellt die gängigsten Punkte dar, die während einer homöopathischen Kur zu berücksichtigen sind, damit die optimale Wirkung der Mittel gewährleistet ist und die Mittelwirkung möglichst objektiv beurteilt werden kann. Es ist ratsam, den Homöopathen zu fragen, welche er davon als erforderlich erachtet oder ob noch weitere Maßnahmen notwendig werden. (Am Ende der Ausführungen ist noch Platz vorgesehen, diese dann dort einzutragen und zu ergänzen).

1. Eine halbe Stunde vor und nach der Einnahme der Arznei soll nichts anderes mit der Mundschleimhaut in Kontakt kommen, damit die Informationen des Mittels unverfälscht wirken können.
   Dies ist auch der Grund bei allen weiteren Einnahmehinweisen.

2. In der Regel werden die Tabletten, Tropfen oder Globuli direkt in den Mund gegeben.
   Andere Darreichungsformen, z.B. in Wasser gelöst, nur nach Absprache mit dem Homöopathen.
   Zur Einnahme soll auf keinen Fall ein Metalllöffel verwendet werden, sondern allenfalls einen Löffel aus Porzellan oder Kunststoff. Bei LM-Potenzen das Fläschchen vor jeder erneuten Einnahme einige Male kräftig schütteln.

3. Während der homöopathischen Kur sollten Genußmittel, wie Kaffee, Schwarztee, Coca Cola, Alkohol, Zigaretten, Kaugummi und Kräutertees mit medizinischer Wirkung möglichst vermieden bzw. reduziert oder zumindest mit weitem, zeitlichem Abstand zur Mitteleinnahme konsumiert werden.
   Auch diesbezüglich den Therapeuten fragen. An dem Abend der Mitteleinnahme die Zähne nicht mit Zahnpasta putzen - wenn, dann nur mit einer homöopathie-verträglichen Zahncreme. Auch hierbei geht es darum, Stoffe zu vermeiden, die Homöopathika in ihrer Wirkung beeinträchtigen könnten.
   Auf eine gesunde, ausgeglichene Lebensweise mit ausreichendem Schlaf ist zu achten.

4. Die Arznei an einem lichtgeschützten Ort aufbewahren. Sie soll nicht in der Nähe von elektronischen Geräten stehen und nicht über 60 Grad erwärmt werden. Eine Information, wie es das homöopathische Arzneimittel darstellt, kann nicht schlecht werden. Dem gilt es mit diesen Maßnahmen vorzubeugen.

Bitte kurze Notiz machen, wenn

- sich die Beschwerden verändern
- alte Beschwerden wieder auftauchen
- neue Beschwerden entstehen sollten

Anmerkung

Von der Genauigkeit der Beobachtungen und Aufzeichnungen hängt die nächste Verordnung ab. Diese sollten immer nach dem Schema des „Vollständigen Symptoms" erfolgen, z.B. einschießender Kopfschmerz der linken Seite bei Sonnenbestrahlung mit Schweiß auf der Stirn, schlechter durch festes Umbinden des Kopfes.

Weitere Einnahmehinweise

Eintraghinweise

Es ist ratsam, diesen Teil des Buches ebenfalls möglichst sorgfältig zu führen, da man Veränderungen während der Einnahme eines homöopathischen Mittels zwar aktuell registriert, aber bis zum nächsten Termin nur zu leicht vergessen hat.

Bitte keine Vorauswahl darüber treffen, was man einträgt und für wichtig hält - Klassische Homöopathie ist so anders, so dass bis zur Interpretation durch den Homöopathen erst mal alles wichtig ist.

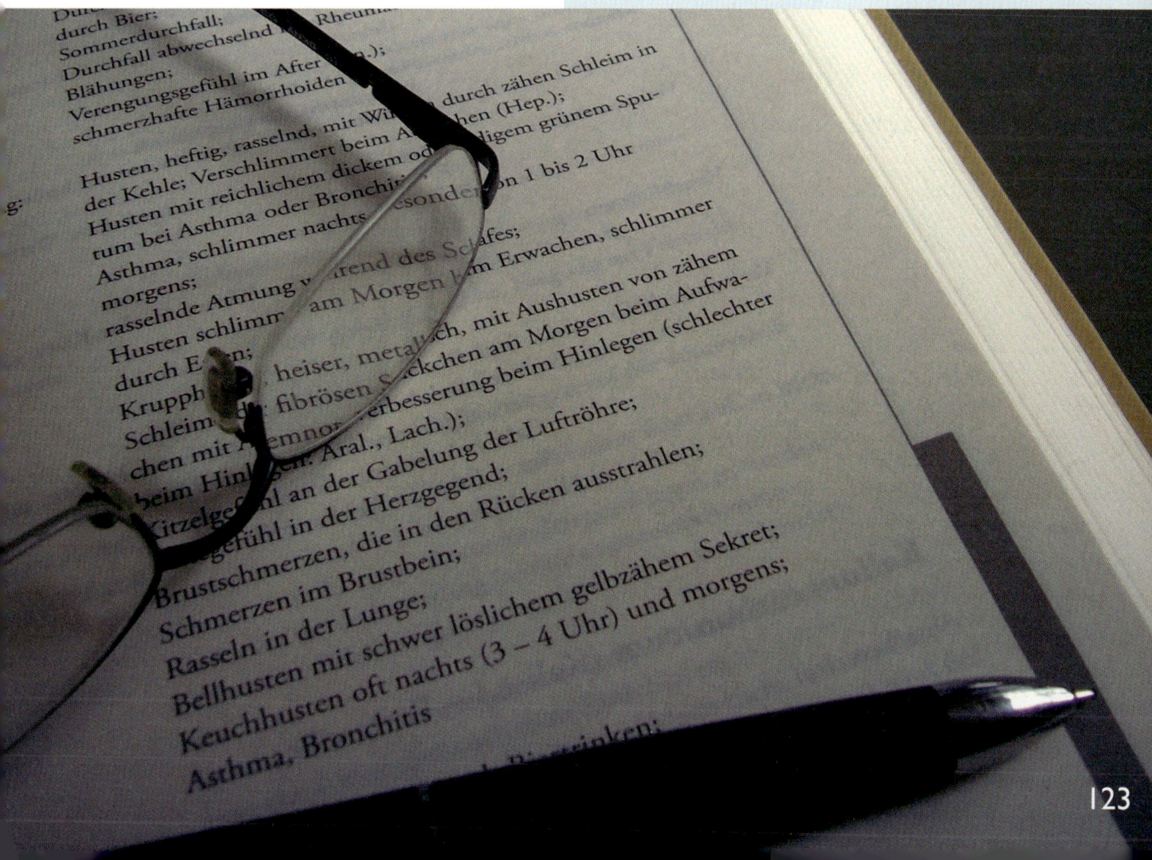

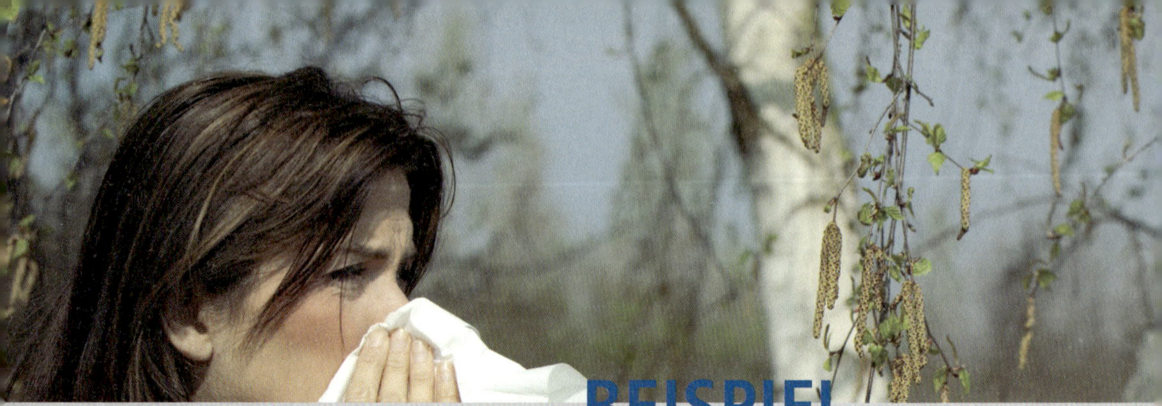

BEISPIEL

Die Heuschnupfen-Patientin (S.15) begann am 13.04.2008 ihre klassisch-homöopathische Therapie. Aufgrund der von Ihr geschilderten Symptome und Hinweise gibt der Homöopath Ihr das Mittel Arsenicum album C30, 1x tägl. 4 Globuli. Die Mittelwahl war richtig, die Beschwerden sind weg und nach ein paar Wochen melden sich Ausflußbeschwerden, wie damals bei den Genitalpilzen. Sie sucht erneut ihren Homöopathen auf und nach dem Anamnesegespräch gibt er Ihr das passende Mittel. Dies kann wie folgt in das Eintrageblatt notiert werden:

Datum	**Erscheinungen, Reaktionen, Krankheitsverlauf, Anrufe, Termine**	**Mittel** (Name, Potenz, Darreichungsform, Einnahmemodus)
13.04.2008	Erstanamnese von 14 - 16 Uhr, Gefühl als ob Beschwerden abends schon besser; auch die Verschlimmerung nach Mitternacht blieb erstmal aus.	Arsenicum album C30 glob.; einmal tägl. 4glob.
14.04.2008	Besserung hält an.	
15.04. bis 03.05.2008	Heuschnupfenbeschwerden weniger stark, nach Wiesenspaziergang nur noch kurzzeitig dieses Brennen in den Augen und Tränenfluß.	
04.05.2008	Anruf zwecks weiterer Einnahme: nur noch alle 3 Tage	alle 3 Tage

Datum	**Erscheinungen, Reaktionen, Krankheitsverlauf, Anrufe, Termine**	**Mittel** (Name, Potenz, Darreichungsform, Einnahmemodus)

Datum	**Erscheinungen, Reaktionen, Krankheitsverlauf, Anrufe, Termine**	**Mittel** (Name, Potenz, Darreichungsform, Einnahmemodus)

Datum	**Erscheinungen, Reaktionen, Krankheitsverlauf, Anrufe, Termine**	**Mittel** (Name, Potenz, Darreichungsform, Einnahmemodus)

Datum	Erscheinungen, Reaktionen, Krankheitsverlauf, Anrufe, Termine	**Mittel** (Name, Potenz, Darreichungsform, Einnahmemodus)

Datum	**Erscheinungen, Reaktionen, Krankheitsverlauf, Anrufe, Termine**	**Mittel** (Name, Potenz, Darreichungsform, Einnahmemodus)

Datum	Erscheinungen, Reaktionen, Krankheitsverlauf, Anrufe, Termine	**Mittel** (Name, Potenz, Darreichungsform, Einnahmemodus)

Datum	Erscheinungen, Reaktionen, Krankheitsverlauf, Anrufe, Termine	Mittel (Name, Potenz, Darreichungsform, Einnahmemodus)

Datum	**Erscheinungen, Reaktionen, Krankheitsverlauf, Anrufe, Termine**	**Mittel** (Name, Potenz, Darreichungsform, Einnahmemodus)

Datum	Erscheinungen, Reaktionen, Krankheitsverlauf, Anrufe, Termine	Mittel (Name, Potenz, Darreichungsform, Einnahmemodus)

Datum	Erscheinungen, Reaktionen, Krankheitsverlauf, Anrufe, Termine	Mittel (Name, Potenz, Darreichungsform, Einnahmemodus)

Datum	Erscheinungen, Reaktionen, Krankheitsverlauf, Anrufe, Termine	Mittel (Name, Potenz, Darreichungsform, Einnahmemodus)

Datum	Erscheinungen, Reaktionen, Krankheitsverlauf, Anrufe, Termine	Mittel (Name, Potenz, Darreichungsform, Einnahmemodus)

Datum	**Erscheinungen, Reaktionen, Krankheitsverlauf, Anrufe, Termine**	**Mittel** (Name, Potenz, Darreichungsform, Einnahmemodus)

Datum	**Erscheinungen, Reaktionen, Krankheitsverlauf, Anrufe, Termine**	**Mittel** (Name, Potenz, Darreichungsform, Einnahmemodus)

Datum	**Erscheinungen, Reaktionen, Krankheitsverlauf, Anrufe, Termine**	**Mittel** (Name, Potenz, Darreichungsform, Einnahmemodus)

3.KAPITEL

Merkmale eines Klassischen Homöopathen

Es ist eine erfreuliche Tatsache, dass Homöopathie immer bekannter und beliebter wird. Gleichzeitig treten aber auch Entwicklungen auf, die es zu allen Zeiten der Klassischen Homöopathie gab, so auch schon zu Lebzeiten Samuel Hahnemanns und diesen damals schon sehr verärgerten.

Zum einen wird versucht, mit allen möglichen Mitteln auf andere Art und Weise zum richtigen Homöopathika zu kommen, zum anderen werden nicht Einzelmittel verordnet, sondern sogenannte Komplexmittel.

Auch heute gilt:

„Nicht überall, wo Homöopathie drauf steht, ist Klassische Homöopathie drin!“

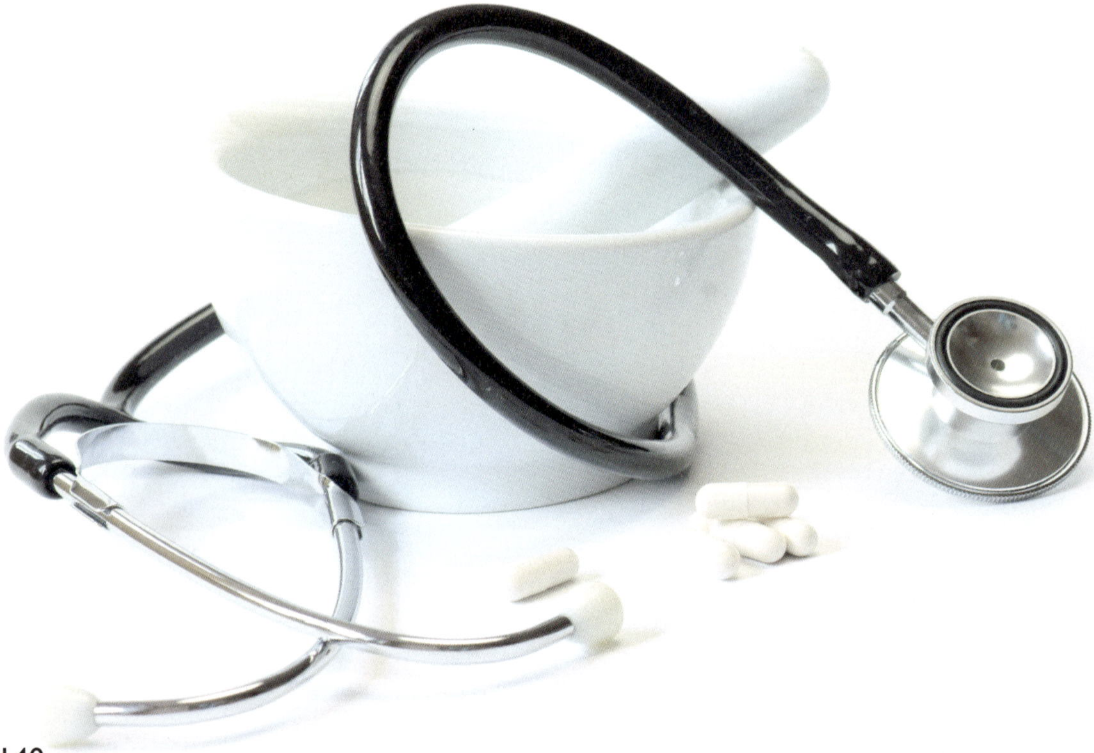

So werden wohl in Zukunft immer mehr homöopathische Mittel verordnet, aber immer seltener wird dies nach Regeln der Klassischen Homöopathie geschehen.

Zur Klassischen Homöopathie wird die Therapie erst dann, wenn homöopathische Mittel von einem homöopathisch arbeitenden Therapeuten nach dem Ähnlichkeitsprinzip ausgewählt und in entsprechender Weise verordnet werden.

Dann kann man auch früher oder später mit den Heilungserfolgen rechnen, die von diesem Therapiesystem bekannt geworden sind. Vorrausgesetzt es wird das jeweils passende Simile gefunden.

Anhand der nachfolgenden Merkmale kann man eine erste Einschätzung vornehmen, ob es sich bei dem Arzt oder Heilpraktiker um einen „Klassischen Homöopathen" handelt:

1. Durch die Beschäftigung mit diesem Buch kann man feststellen, wie ausführlich und umfangreich die Klassische Homöopathie Informationen bzgl. der Krankheitsgeschehen benötigt.
   Wenn nun der Homöopath die Anamnese nicht annähernd im selben Maße vornimmt oder nur nach klinischer Diagnose verordnet, dann ist Vorsicht geboten, was seine homöopathische Kompetenz betrifft.

2. Es werden von ihm immer nur Einzelmittel verordnet.

3. Er kennt und berücksichtigt in seinem homöopathischen Handeln - vor allem bei chronischen Krankheiten Begriffe wie Miasma, Sykose, Syphilinie, Tuberkulinie und Psora. Tut er dies nicht, wird er nicht auf Dauer helfen können.
   Er wird immer nur Anfangserfolge erzielen, die früher oder später verpuffen oder die chronische Belastung zu anderen Ausprägungen zwingt.

4. Es werden keine anderen Heilmethoden haupttherapeutisch angewandt. Klassische Homöopathie ist ein nicht einfach und vor allem nicht schnell zu erlernendes Therapiesystem.
   Es erfordert jahrelanges Studium und eine fast ausschließliche Beschäftigung.
   Wenn also der Therapeut neben der Homöopathie noch diese oder jene Heilmethode einsetzt, so ist hier ebenfalls Vorsicht geboten.

Weitere Merkmale wie Zugehörigkeit zu Standes- und Fachverbänden, Teilnahme an homöopathischen Fachfortbildungen und Arbeitskreisen, sowie das Beziehen von homöopathischen Fachzeitschriften sollten für den Therapeuten selbstverständlich sein.

ANHANG

Adressen und Anschriften verschiedener Einrichtungen und Fachverbände

Homöopathie-Hof Akademie der Klassischen Homöopathie
Laub 12, 97357 Prichsenstadt, 09383/99193
www.homoeopathie-hof.de

SHZ Stiftung Homöopathie-Zertifikat Qualitätssicherung und –förderung
Wagnerstraße 29, 89077 Ulm, Tel. 0731/407 72-277
www.homoeopathie-zertifikat.de

VKHD Verband Klassischer Homöopathen Deutschlands e.V.
Wagnerstraße 29, 89077 Ulm, Tel. 0731/40 77 22-0 www.vkhd.de

BKHD Bund Klassischer Homöopathen Deutschlands e.V.
Am Sportplatz 1, 85445 Oberding-Schwaig, 08122/959 93 88
www.bkhd-zweckbetrieb.de

Peter Irl Verlag
Neurieder Straße 8, 82131 Buchendorf, 089/89 30 53 21 www.irl.de

Hahnemann Institut
Krottenkopfstraße 2, 86926 Greifenberg/Ammersee 08192/93060
www.hahnemann.de

Georg Vithoulkas Stiftung
Heimstraße 32 b, 82131 Stockdorf, 089/89 53 0350, ww.gvs.net

Deutscher Zentralverein Homöopathischer Ärzte e.V.
Breite Straße 55a, 53111 Bonn, 0228 – 242 53 30,
sekretariat@dzvhae.de

Bundesverband Patienten für Homöopathie
Lange Straße 47, 37181 Hardegsen, 05505 – 1070, www.bph.de

ANHANG

Weiterführende Bücher über Klassische Homöopathie

Homöopathik - Die Lehrmethode Hahnemanns
Autor: Gerhard Risch Verlag: Pflaum
ISBN: 3-7905-0787-3

Gesundheit und Krankheit aus homöopathischer Sicht
Autor: Andreas Hundseder Verlag: Peter Irl
ISBN: 3-933666-59-8

Taschenatlas Homöopathie in Wort und Bild
Autor: Josef M. Schmidt Verlag: Haug
ISBN: 3-8304-7089-4

Was ist Homöopathie? Fragen und Antworten zur Einführung
Autor: Matthias Wischner
Verlag: Karl u. Veronica Carstens-Stiftung
ISBN: 3-933351-37-1

Homöopathie Therapeutikum
(Selbstverantwortlich handeln...statt geschehen lassen!“
Autor: Michael Leisten Verlag: Laub-Verlag
ISBN: 3-935560-03-6

„Neuralgien ihre Ursachen und ihre Arzneimittel“ (Angina pectoris)
Autor: J .C. Burnett übersetzt von Michael Leisten
ISBN 3-93556005-2

„Die Heilbarkeit von Katarakt mit Arzneien“
Autor: J .C. Burnett übersetzt von Michael Leisten
ISBN: 3-935560-17-7

„Heilpraktiker-Kompendium Band 1“ (Zelle-Bewegungsapparat)
2. Auflage
Autoren: Leisten Michael und Gerdawischke Ralf
ISBN: 3-935560-53-2

„Heilpraktiker-Kompendium Band 2“ (HNO-Pharmakologie)
2. Auflage
Autoren: Leisten Michael und Gerdawischke Ralf
ISBN: 3-935560-54-0

„Heilpraktiker-Kompendium Band 3“
(Infektionsschutzgesetz-Prüfung) 2. Auflage
Autoren: Leisten Michael und Gerdawischke Ralf
ISBN: 3-935560-55-9

„Stoffwechselerkrankungen des Rindes“ aus homöopathischer Sicht
Autorin: Dr. Christine Nowotzin
ISBN: 3-935560-05.2

Weitere Bücher erscheinen 2011 im Laub Verlag:
Leisten Michael: „Die Ernährung nach Ihrem Homöopathikum“
Leisten Michael: „Homöopathie-Informatikum“